图解

常见病特效自疗
一学就会

刘红 于雅婷 主编

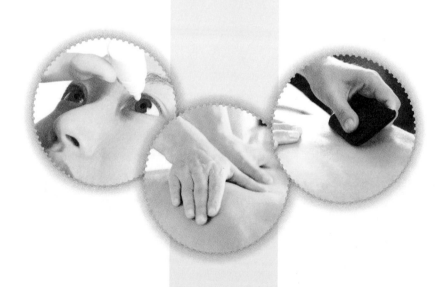

江苏凤凰科学技术出版社

胸腹部罐口部位的划分

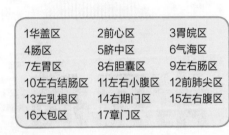

1华盖区	2前心区	3胃脘区
4肠区	5脐中区	6气海区
7左胃区	8右胆囊区	9左右肠区
10左右结肠区	11左右小腹区	12前肺尖区
13左乳根区	14右期门区	15左右腹区
16大包区	17章门区	

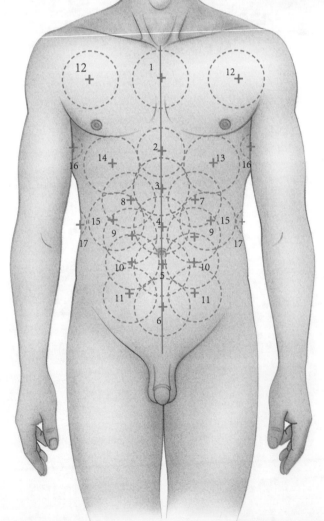

面部刮痧测健康

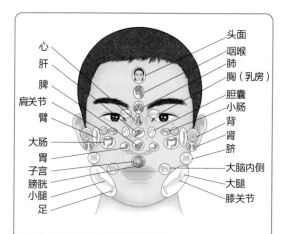

心
肝
脾
肩关节
臂
大肠
胃
子宫
膀胱
小腿
足

头面
咽喉
肺
胸（乳房）
胆囊
小肠
背
肾
脐
大脑内侧
大腿
膝关节

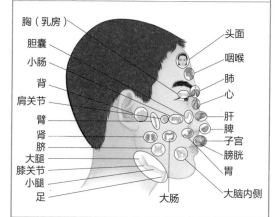

胸（乳房）
胆囊
小肠
背
肩关节
臂
肾
脐
大腿
膝关节
小腿
足

头面
咽喉
肺
心
肝
脾
子宫
膀胱
胃
大脑内侧
大肠

刮拭部位：头区、咽喉区、大小肠区、肺区、心区、肝区、脾区、胆区、胃区

健康分析报告

健康：刮拭顺畅、肌肉弹性好，无不适感觉。

亚健康：皮肤有涩感、疼痛，有结节、沙砾感，或者出现肌肉紧张、僵硬或松弛等反应，这些都是气血运行不畅的征兆。

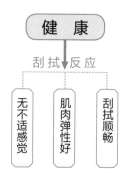

健 康

刮拭 反应

无不适感觉 ｜ 肌肉弹性好 ｜ 刮拭顺畅

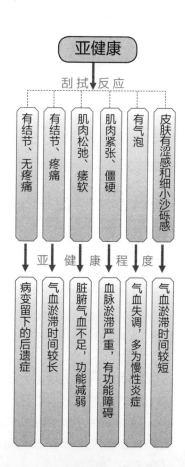

亚健康

刮拭 反应

有结节、无疼痛 ｜ 有结节、疼痛 ｜ 肌肉松弛、痿软 ｜ 肌肉紧张、僵硬 ｜ 有气泡 ｜ 皮肤有涩感和细小沙砾感

亚 健 康 程 度

病变留下的后遗症 ｜ 气血淤滞时间较长 ｜ 脏腑气血不足，功能减弱 ｜ 血脉淤滞严重，有功能障碍 ｜ 气血失调，多为慢性炎症 ｜ 气血淤滞时间较短

手掌刮痧测健康

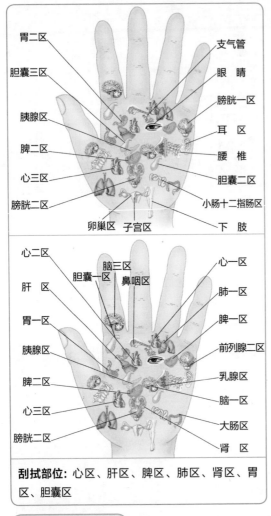

胃二区
胆囊三区
胰腺区
脾二区
心三区
膀胱二区
卵巢区　子宫区

支气管
眼　睛
膀胱一区
耳　区
腰　椎
胆囊二区
小肠十二指肠区
下　肢

心二区
肝　区
胃一区
胰腺区
脾二区
心三区
膀胱二区

脑三区
胆囊一区　鼻咽区

心一区
肺一区
脾一区
前列腺二区
乳腺区
脑一区
大肠区
肾　区

刮拭部位： 心区、肝区、脾区、肺区、肾区、胃区、胆囊区

健康分析报告

健康： 手指顺且直，活动灵活，掌指肌肉弹性良好，没有青筋，手掌及各手指没有不适感觉。

亚健康： 沙砾感、有结节、疼痛等阳性反应均提示身体亚健康。刮拭拇指可以诊断肺情况，刮拭食指可以诊断大肠情况，刮拭中指、小指和大鱼际可以诊断心脏情况，刮拭中指、无名指根部和肝区可以诊断肝胆情况，刮拭小指根部和小鱼际可以诊断肾脏情况，刮拭掌心可以诊断胃情况。

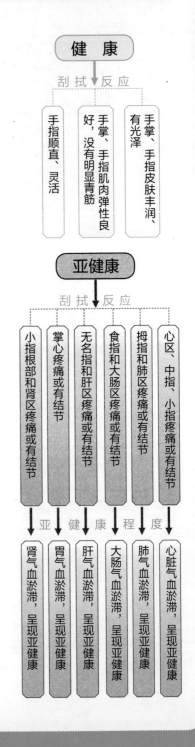

健康

刮拭　反应

手指顺直、灵活

手掌、手指肌肉弹性良好，没有明显青筋

手掌、手指皮肤丰润、有光泽

亚健康

刮拭　反应

小指根部和肾区疼痛或有结节

掌心疼痛或有结节

无名指和肝区疼痛或有结节

食指和大肠区疼痛或有结节

拇指和肺区疼痛或有结节

心区、中指、小指疼痛或有结节

亚　健　康　程　度

肾气血淤滞，呈现亚健康

胃气血淤滞，呈现亚健康

肝气血淤滞，呈现亚健康

大肠气血淤滞，呈现亚健康

肺气血淤滞，呈现亚健康

心脏气血淤滞，呈现亚健康

足部刮痧测健康

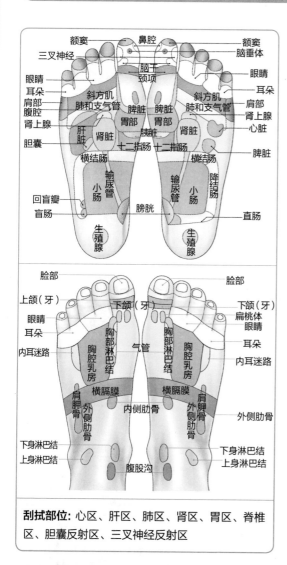

刮拭部位: 心区、肝区、肺区、肾区、胃区、脊椎区、胆囊反射区、三叉神经反射区

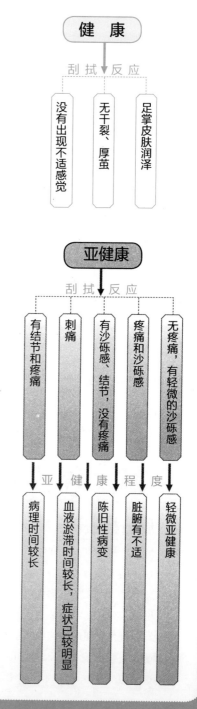

健康分析报告

健康: 足掌皮肤润泽,没有出现干裂、厚茧,刮拭足部各部位没有出现不适感觉,提示健康状况良好。

亚健康: 出现疼痛、沙砾感、水疱、结节等阳性反应的脏腑为亚健康状态。

背部刮痧测健康

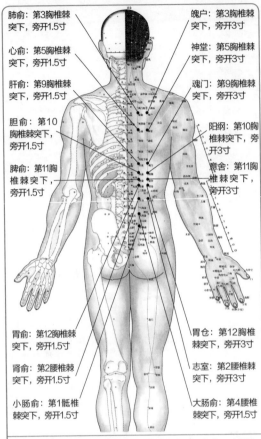

肺俞：第3胸椎棘突下，旁开1.5寸

心俞：第5胸椎棘突下，旁开1.5寸

肝俞：第9胸椎棘突下，旁开1.5寸

胆俞：第10胸椎棘突下，旁开1.5寸

脾俞：第11胸椎棘突下，旁开1.5寸

胃俞：第12胸椎棘突下，旁开1.5寸

肾俞：第2腰椎棘突下，旁开1.5寸

小肠俞：第1骶椎棘突下，旁开1.5寸

魄户：第3胸椎棘突下，旁开3寸

神堂：第5胸椎棘突下，旁开3寸

魂门：第9胸椎棘突下，旁开3寸

阳纲：第10胸椎棘突下，旁开3寸

意舍：第11胸椎棘突下，旁开3寸

胃仓：第12胸椎棘突下，旁开3寸

志室：第2腰椎棘突下，旁开3寸

大肠俞：第4腰椎棘突下，旁开3寸

刮拭部位： 各脏腑对应的腧穴，包括心俞穴、神堂穴、肝俞穴、魂门穴、脾俞穴、意舍穴、肺俞穴、魄户穴、肾俞穴、志室穴、胆俞穴、阳纲穴、胃俞穴、胃仓穴、大肠俞穴、小肠俞穴

健康分析报告

健康： 刮拭背部腧穴后，无痧斑，或仅有少量鲜红色、均匀的痧点，没有出现不适感觉；拔罐后罐内无水雾，皮肤为粉红色，为健康状态。

亚健康： 刮拭背部腧穴后，背部出现密集的暗红色、紫红色痧斑或伴有疼痛的结节；拔罐后罐内有水雾，皮肤出现水疱，均提示该部位的脏腑处于亚健康状态。

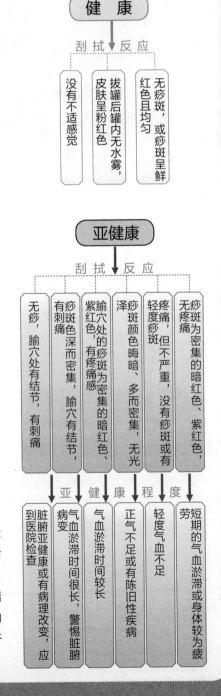

健康

刮拭 反应

- 没有不适感觉
- 拔罐后罐内无水雾，皮肤呈粉红色
- 无痧斑，或痧斑呈鲜红色且均匀

亚健康

刮拭 反应

- 无痧，腧穴处有结节，有刺痛
- 有痧斑色深而密集，腧穴处有结节，
- 紫腧穴处的痧斑为密集的暗红色、
- 泽痧斑颜色晦暗，多而密集，无光
- 轻度痧斑或有
- 轻度痧斑或有，疼痛，但不严重，没有
- 无痧斑为密集的暗红色、紫红色，

亚 健 康 程 度

- 到脏腑亚健康或有病理改变，应医院检查
- 病气血瘀滞时间很长，警惕脏腑变
- 气血瘀滞时间较长
- 正气不足或有陈旧性疾病
- 轻度气血不足
- 劳短期的气血瘀滞或身体较为疲

常用骨度分寸表

骨度分寸法：将人体各部位分成若干等份，每一等份为1寸作为量取穴位的标准。

部位	起止点	分寸	说明	
头面部	前发际至正中至后发际正中	12直寸	用于头部，前额部及后颈部的直寸。当头发稀少，前后发际的边缘不清楚时，可从眉心至后发际正中的第7颈椎棘突下作18寸，其中眉心（印堂）至前发际正中为3寸	
	前发际正中至眉心	3直寸		
	后发际正中至第7颈椎棘突下	3直寸		
	前额两发角之间	9横寸		
胸腹胁肋部	两乳头之间	8横寸	女子可取两锁骨中点之间的距离作8寸，用在胸腹部	胸部及胁肋部取穴直寸，一般根据肋骨计算，每肋骨折作1寸6分
	胸剑联合中点至脐中	8直寸	用在上腹部	
	脐中至耻骨联合上缘	5直寸	用在下腹部	
背腰部	肩胛骨内侧缘至后正中线	3横寸	用于背腰部	背部直寸以脊柱间隙为取穴根据
	肩峰缘至后正中线	8横寸	用于肩背部	
上肢部	腋前、后纹头至肘横纹	9直寸	用在上臂部	
	肘横纹至腕横纹	12直寸	用在前臂部	
下肢部	股骨大转子至腘横纹	19直寸	用于下肢外后侧	
	腘横纹至外踝尖	16直寸	用于下肢外后侧	
	耻骨联合上缘至股骨内侧髁上缘	18直寸	用于下肢内侧	
	胫骨内侧髁下缘至内踝尖	13直寸	用于下肢内侧	

常用骨度分寸图

　　骨度分寸法又叫"分寸折量法"，这种方法是按照人体比例计算的。不论患者为成人、小孩，或高矮胖瘦均可适用。

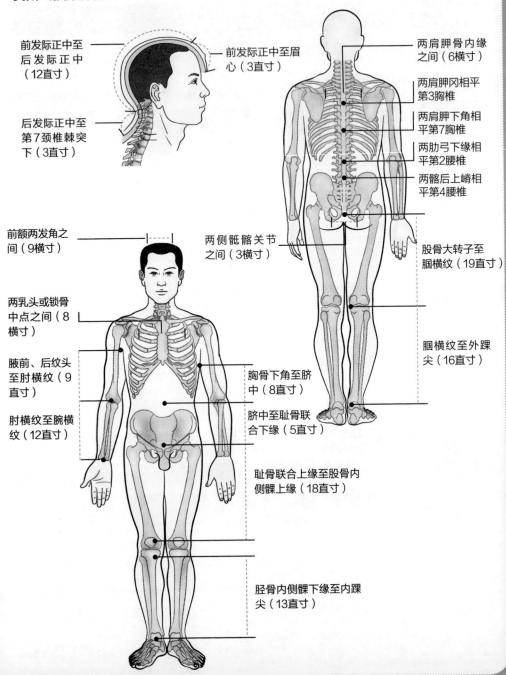

前发际正中至后发际正中（12直寸）

前发际正中至眉心（3直寸）

后发际正中至第7颈椎棘突下（3直寸）

两肩胛骨内缘之间（6横寸）

两肩胛冈相平第3胸椎

两肩胛下角相平第7胸椎

两肋弓下缘相平第2腰椎

两髂后上嵴相平第4腰椎

前额两发角之间（9横寸）

两侧骶髂关节之间（3横寸）

股骨大转子至腘横纹（19直寸）

两乳头或锁骨中点之间（8横寸）

腋前、后纹头至肘横纹（9直寸）

肘横纹至腕横纹（12直寸）

胸骨下角至脐中（8直寸）

脐中至耻骨联合下缘（5直寸）

腘横纹至外踝尖（16直寸）

耻骨联合上缘至股骨内侧髁上缘（18直寸）

胫骨内侧髁下缘至内踝尖（13直寸）

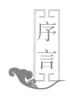

序言

珍视自己和家人的健康从现在开始

● **21世纪，人类的生命健康遭遇前所未有的威胁**

健康是人类的第一财富。从古至今，健康长寿都是人类所追求的目标。随着科学技术水平的不断提高，我们的生活也逐渐进入了"速食快餐"时代。21世纪，在享受高科技带来的便捷时，我们所赖以生存的自然环境也遭到了前所未有的破坏，人类与自然已经不能再和谐相处。于是，各种亚健康状态及急慢性疾病开始慢慢影响我们的健康。

颈椎病、心脏病、便秘、高血压、皮肤过敏等疾病处处威胁着人们的健康。而这些疾病往往是人们不良的生活方式所引发的，且各种疾病都呈现出患者年轻化的倾向。

近些年，我们熟知的一些名人陆续因病而离世。罗京、陈晓旭、梅艳芳以及迈克尔·杰克逊等，他们去世时都正值人生最美好的时期——中青年。人们经常用"年富力强"来形容中青年人，此时正是人生收获的时期，也是生命力最旺盛的时期。

如今，作为社会中坚力量的中青年人的健康状况不容乐观。近年来，我国人们早衰早逝的现象愈加严重，中年知识分子的多病和早亡已逐渐引起整个社会的重视。以北京为例，有调查研究发现，现在北京中关村知识分子平均死亡年龄为53.34岁，而10年前的调查数据显示为58.52岁，仅10年时间，中关村知识分子的死亡年龄提前了5.18岁，这的确让人感到触目惊心。

所以，人们一定要对自己的健康状况加以重视。工作固然重要，但生命的健康才是最基本的保障。我们要合理利用高科技带来的便利，让科技为我们服务，而不是将生命作为科技发展进步的牺牲品。要合理安排生活与工作，保证足够的睡眠，同时要进行适度的体育锻炼，注意调节饮食结构，还要控制好自己的情绪，保持良好心态真正实现"工作并健康着"。

● 为一些家庭常见病而辗转于医院，劳力劳心又伤财

在职场打拼的人们常常会出现这种现象：一个项目来了，加班加点地拼命工作，作息时间打乱了，吃饭也不能准时。项目结束，紧绷的神经一下就放松了，人也病倒了，之后不得不休假，奔走于医院各个科室做检查。这种现象并不鲜见，反而是上班族的常事。

很多人都会有这样的体会，生病之后最痛苦的也许不是身体上的难受，更多的是在三甲医院排队挂号、看病时的煎熬。"号贩子"、高额的检查费和医药费都成了我们求医路上的绊脚石。于是有的人生病后，就选择"扛病"，不到万不得已，绝不跨进医院半步。但是，拖来拖去，也许简单的小病就会酿成大病。所以，对于一些常见病，我们不能过分重视，也不能不重视。为了一些常见病而辗转于医院，真的是劳力劳心又伤财。其实，如果知道一点基本的医疗常识，拥有一些起码的自我诊断和用药常识，就能够对日常生活中出现的一些小病进行自我诊断与治疗，不用总进医院的门，照样医好小病。这既减少了身体上的痛苦，还能最大限度地减少看病检查这一项高额的支出。

● 适合每个人的"人体疾病手册"

这本《图解常见病特效自疗一学就会》就是能够帮助你自诊疾病、自疗病症的最佳选择。书中甄选了大量生活中最常见的疾病，以及这些疾病的治疗方法。如果你相信现代医学，可以在身体不适后按图索骥，买药回来自己服用；如果你信奉中医，觉得它没有毒副作用，能够从根本上治愈疾病，那么可以多读中医治疗部分。有的人说："我每天上班太忙了，根本没有时间熬煮中药啊！我们家连药锅都没有。"那么也不要紧，我们还有简单的穴位按摩介绍。忙碌的上班族可以在休息之余，按照图解，稍加按摩相关穴位，坚持下来，也能缓解疾病带来的不适。

所以，这本书就像家庭常见病的大辞典，在那么多病症里、那么多治疗方法中，相信读者会找到适合自己的那种方法，从而摆脱疾病的煎熬。我们真诚希望，你的家里可以收藏这样一本书，它并不需要快速读完，也不需要完全读懂，但是在生病的那段时间，只要一翻开书，找出对应的病症并且进行自疗，就一定能帮你改善症状。

Contents 目录 ▶

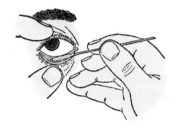

点涂眼药膏

  患者头向后仰，眼睛向上看。医生将患者眼睑轻轻向下牵引，将药膏点涂在眼睑内，患者闭眼几分钟即可。

第一章　中医推拿、拔罐与刮痧疗法

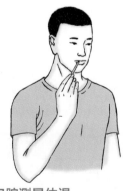

口腔测量体温

  将口表放入口腔，紧闭口唇，牙齿不要咬紧，5分钟后即可看结果。

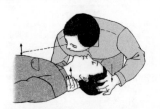

测量呼吸

观察患者胸腹部是否有起伏，或者将自己的脸颊靠近患者口鼻，也能确认患者有没有呼吸。

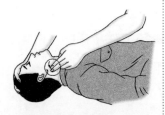

颈动脉把脉

将食指和中指轻放在患者喉结到耳际处的颈动脉上测量脉搏。

第二章　常见症状

第三章　常见急症

第四章　内科疾病

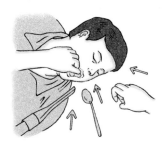

异物取出法

儿童喉咙中有异物，且用其他方法都没有起效时，可用勺子、手甚至吸尘器来将异物取出。

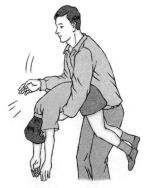

拍打取异物

儿童误吞异物，家长可环抱儿童腰部，然后拍打其背部，直至其将异物咳出。

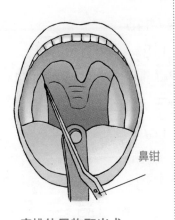

扁桃体异物取出术
　　咽喉内有异物时，可用鼻钳取出扁桃体异物。

第六章　骨科疾病

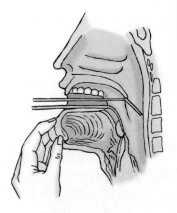

舌根部异物取出术
　　当舌根下存在异物时，应用间接喉镜取出舌根部异物。

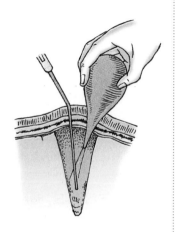

冲洗脑伤

清创后，严格进行冲洗，以去除血块和污物，最终达到止血目的。

第七章　儿科疾病

第八章　妇科疾病

温馨提示

　　本书的出版宗旨是希望广大读者了解更多的养生保健知识和疾病预防常识，书中现代医学疗法的介绍旨在让读者对该常见病进行常规了解。如果读者怀疑自己身患疾病时，请到专业的医疗机构接受检查和治疗，以免耽误您的病情。本书不是专业的医疗手册，不能代替专业医师开具的处方。

常用诊疗术

常用诊疗技术具有针对性、实用性和可操作性的特点，目的在于提高人们的临床基本技能和突发事件的应急处理技能。

● 人工呼吸

若人体的呼吸、心跳完全停止4分钟以上，生命就有危险；若超过10分钟，就很难挽救了。所以，当发现一个人出现心跳、呼吸不规则或停止时，人工呼吸是分秒必争的重要急救措施。进行人工呼吸的方法有3种。

1.口对口吹气法：这是最简便有效的人工呼吸方法，同时还可进行心脏按压，适用于各种呼吸停止、肋骨折断或伴有心跳骤停的患者。

操作方法：使患者仰卧，并使头部尽量后仰，张开其口，盖上手帕或数层纱布，用手捏紧患者鼻孔，对准其口用力吹气。患者胸部扩张起来后，停止吹气并放松鼻孔，使其胸部自然缩回去。一般成人每5秒吹1次，儿童（1~8岁）每4秒吹1次，幼儿（1岁以内）3秒1次，反复进行，直到患者呼吸恢复为止。

2.仰卧压胸法：此法适用于一般窒息患者，不适宜胸部外伤者或同时需做心脏按压者。

操作方法：令患者仰卧，背下垫一枕头或衣服。急救者面对患者，两腿分开，跪骑在患者大腿两侧，两手平放在患者胸部两侧乳头之下，拇指向内，靠近胸骨下端，四指自然向上向外伸开，借上半身的体重用力压迫患者胸部，挤出其肺内空气。然后，急救者身体后仰，除去压力，患者胸部依其生理弹性使胸部自然扩张，空气进入肺内。这样反复进行，每分钟16~20次。

3.俯卧压背法：适用于溺水及触电者，可使水流出体外，舌也不至阻塞咽喉，但此法影响心脏按压的进行。

操作方法：使患者俯卧，一臂前屈，头部偏向一侧，枕于臂上，以保证呼吸道通畅。腹部用枕头垫高。急救者跪伏在患者大腿两侧，面向头部，两臂伸直，两手平放在患者背部，拇指靠近患者脊柱，四指向外紧贴肋骨，身体前倾，以体重压迫患者背部，将肺内空气挤出。然后，身体后仰，除去压力，使患者胸部自然扩张，空气进入肺内。如此重复操作，每分钟14~16次。

紧急救助之人工呼吸

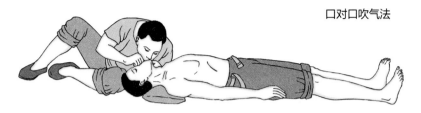

口对口吹气法

　　使患者仰卧，并使头部尽量后仰，张开其口，盖上手帕或数层纱布，用手捏紧患者鼻孔，对准其口用力吹气。患者胸部扩张起来后，停止吹气并放松鼻孔，使其胸部自然缩回去。

仰卧压胸法

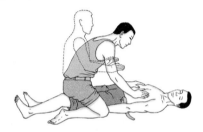

　　患者仰卧，急救者跪骑在患者大腿两侧，两手平放在患者胸部两侧乳头之下，用力压迫患者胸部挤出肺内空气。然后，急救者身体后仰，使患者胸部自然扩张，空气进入肺内。

俯卧压背法

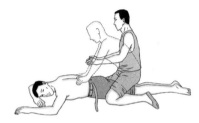

　　使患者俯卧，腹部垫高。急救者跪伏在患者大腿两侧，两手放在患者背部，身体前倾，压迫患者背部将肺内空气挤出。然后，急救者身体后仰，除去压力，使患者胸部自然扩张，空气进入肺内。

口对口吹气法

　　口对口吹气法的节奏，一般成人5秒1次，儿童4秒1次，幼儿3秒1次，反复进行，直到患者呼吸恢复为止。

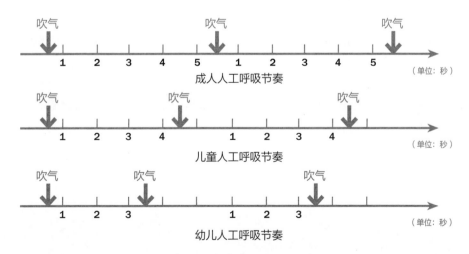

17

● 胸外心脏按压

胸外心脏按压若能起到预期的作用，患者肤色恢复正常，瞳孔缩小，可摸到颈动脉搏动，自发性呼吸恢复。具体操作如下：

先将患者平放于木板床上，头部稍低。急救者站在患者一侧，将一手的掌根放在患者胸骨下端，另一手覆于其上，借急救者上身的体重，向患者胸骨下端用力垂直压，使其下陷4～5厘米，随即放松，让胸廓自行弹起。如此有节奏地挤压，每分钟100次。

在使用急救措施时，还要了解一些常识性的注意事项。

1.进行人工呼吸前应解开患者的裤带、领扣及过紧的衣服；如舌头后缩，应设法拉出，以保证呼吸道的通畅。口腔内如有假牙、泥土、血块黏液等物体，应先取出。

2.对心跳和呼吸同时停止的患者，一定要同时进行人工呼吸与心脏按压。

3.在按压的时候不宜用力过大过猛，避免损伤患者肋骨或内脏。

4.在同时进行人工呼吸与心脏按压时，要有耐心，坚持挽救患者，直至患者呼吸与心跳恢复正常为止。

5.掌握死亡特征，这是进行抢救与否的前提。

死亡特征可分为绝对特征和非绝对特征两类。

（1）绝对特征：患者确定已经死亡，无抢救希望。

①猫眼：用两手指从两侧捏患者眼球，死者的瞳孔变成椭圆形或裂缝样，称为猫眼。正常人的瞳孔捏后不变形。

②尸冷、尸僵和尸斑：尸冷，即死后身体温度下降到与周围环境相等；尸僵，即死后肌肉变硬和缩短，关节强直；尸斑，即死后血液沉积于身体下垂部位，该处皮肤出现紫红色或紫蓝色斑块。

（2）非绝对特征：患者还没有真正死亡，还有生还的可能。

①呼吸停止：看不出呼吸运动，鼻孔无气呼出，在鼻孔处放轻而细的东西如棉绒等物体不见摆动。冬天放镜面于鼻孔处不见水汽等。

②心跳停止：摸不到脉搏、心尖搏动，听不到心音。

③瞳孔散大，一切反射消失，用强光刺激不见瞳孔缩小，用棉绒、头发等细物触角膜时毫无反应。

上述三项非绝对特征同时出现时，才表示患者已经死亡。但对于溺水、触电等死亡不久者，即使同时出现这三项非绝对特征，也不要轻易放弃，积极抢救一段时间后，患者还有生还的可能。

紧急救助之胸外心脏按压

胸外心脏按压

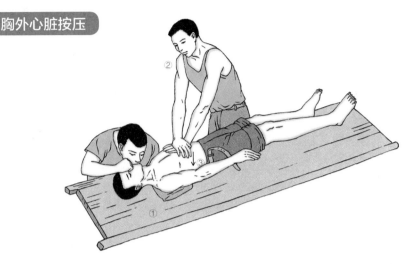

　　①先将患者平放于木板床上，头部稍低。②急救者站在患者一侧，将一手的掌跟放在患者胸骨下端，另一手覆于其上。③借急救者上身的体重，向患者胸骨下端用力垂直加压，使其下陷4～5厘米，随即放松，让胸廓自行弹起。

测量呼吸

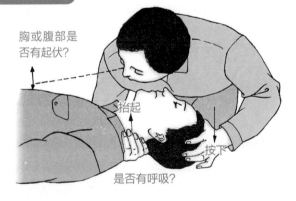

胸或腹部是否有起伏？

抬起

按下

是否有呼吸？

　　检查患者呼吸道是否畅通，将自己的脸颊靠近患者的口鼻，确认患者是否还有呼吸。

猫眼

　　用两手指从两侧捏患者眼球，人死后的瞳孔变成椭圆形或裂缝样，称为猫眼。活人的瞳孔捏后不变形。

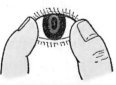

"猫眼"状态

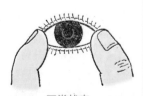

正常状态

◉ 测量体温、脉搏和血压

◉ 测量体温

正常人的口腔温度在36.2~37.2℃，腋下温度比口腔温度低0.2~0.4℃，直肠温度比口腔温度高0.3~0.5℃。根据测量位置和制作工艺的不同，体温计也分为许多种。

在测量体温时，要根据各个部位的不同而采取不同的测量方法。以下介绍常用的水银温度计在口腔、腋下、直肠的测量方法。

（1）口腔内测量法

将口腔用水银体温计的水银端斜放于患者舌下，令其紧闭口唇，牙不咬紧，5分钟后取出查看读数。若患者在测量前剧烈劳动或刚吃过冷热饮食，应等15分钟以后再用此法。昏迷者及小儿不宜采用此法。

（2）腋下测量法

将腋下用体温计置于腋窝深处，患者屈臂过胸，将体温计夹紧，5分钟后取出查看读数。这种测量法使用方便，目前一般常用此法。

（3）直肠测量法

患者取屈膝侧卧位，将直肠用体温计的水银端涂上凡士林后，插入直肠约体温计的一半长，5分钟后取出直看读数。检查时应固定体温计，以免脱落或折断。注意此法适用于小儿、重症患者及昏迷患者等。

◉ 测量脉搏

正常成人的脉搏为每分钟 60~100次，情绪激动或运动后可加快。老年人和小儿脉搏速度与正常成人不同，老年人稍慢，小儿较快。

测量的方法主要有：桡动脉把脉、颈动脉把脉和股动脉把脉。

◉ 测量血压

测量血压一般测量肱动脉。正常的肱动脉血压，收缩压在90~140毫米汞柱，舒张压在60~90毫米汞柱。其中听到第一个脉搏声响时汞柱所达到的刻度即为收缩压；随后搏动声音继续存在，并逐渐增大，至搏动声音突然变弱、变调时，汞柱达到的刻度即为舒张压。血压记录用分数式，收缩压为分子，舒张压为分母，如120／80毫米汞柱，120为收缩压，80为舒张压。

肱动脉血压测量方法如下：

①测量前，让患者休息10分钟以上。然后取坐位或平卧位，露出右上臂，伸直肘部，掌面向上，使手臂、心脏、汞柱的0点位于同一水平。②开放橡皮球颈部的气门，将血压计的袖带内气体驱尽，平整无折地缠于上臂中部，松紧适宜（可插入一根手指），袖带下缘距肘窝2~3厘米，并将袖带上的皮管连接于血压计的皮管上。③于肘窝摸到肱动脉后，将听诊器头部放上。④握住气球，关闭气门打气，至动脉搏动音消失为止，普通为汞柱上升到160mmHg左右，然后慢慢开放气门，让汞柱缓缓下降。注意汞柱旁的刻度及脉搏的声音。

家庭常用测量术

测量体温法

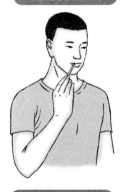

口腔内测量法

将口腔用体温计的水银端斜放于患者舌下，令其紧闭口唇，牙不咬紧，5分钟后取出查看读数。

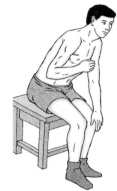

腋下测量法

将体温计置于腋窝深处，患者屈臂过胸，将体温计夹紧，5分钟后取出查看读数。

测量脉搏

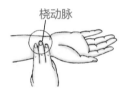

桡动脉把脉

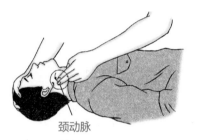

颈动脉

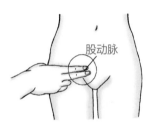

股动脉

让患者的手掌自然摊开，手臂平放在桌面上，测量者将食指、中指和无名指并排轻放在患者手腕的拇指方向上的桡动脉。

颈动脉把脉

测量者将食指和中指轻放在患者喉结到耳际处的颈动脉上。

股动脉把脉

测量者将食指和中指轻放在患者鼠蹊部位上的股动脉上。

测量血压应注意什么

（1）测量血压应尽量一次听准，连续反复测量，容易影响结果的准确性。

（2）在使用血压计时，应放在平稳不振动的地方，打气时不能打得过猛，用后排尽橡皮带内的气体，将袖带卷好，放于盒内，然后关闭血压计的盖子。

（3）右臂血压较左臂血压更接近主动脉压，因此正常情况下，测血压首选右臂。

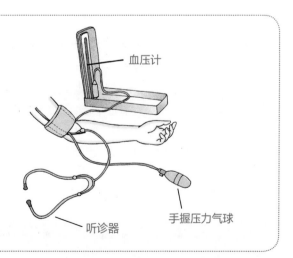

血压计

听诊器

手握压力气球

● 眼鼻耳用药法

◉ 眼部冲洗法

冲洗法用于结膜囊分泌增多或手术前清洁。

具体操作如下:

让患者坐好,头微向后仰,同时嘱患者手持受水器,紧贴在颊部和鼻下相平的部位。医生面对患者,用右手持洗眼壶冲洗眼睑外部（注意壶要适当抬高,不要碰到眼部）,然后用左手拇指和食指两指分开眼睑,令患者转动眼球,然后冲洗结膜囊各部。冲洗后用棉球擦干眼外部皮肤。

◉ 眼药用法

滴眼药水:让患者坐好,头向后仰,眼向上看。医生面对患者,先用左手拇指将患者眼睑轻轻向下牵引,并在拇指下按上一棉球,另一手持眼药水滴管,将药水滴入下穹隆部,每次1～2滴。注意滴管不要碰到眼睑,以免污染。然后嘱患者闭眼,先用棉球擦去溢出的药水。

涂眼药膏:让患者坐好,头向后仰,眼向上看。医生面对患者,先用左手拇指将患者眼睑轻轻向下牵引,用玻璃棒的一端蘸上眼药膏少许,呈水平方向轻压在下穹隆部。然后让患者闭眼,同时轻轻转动玻璃棒,并从水平方向抽出。最后用棉球按摩眼睑数分钟,使药膏散布在结膜囊内。

◉ 鼻部滴药法

滴药前让患者排除鼻腔内分泌物,仰卧,头部突出床缘,向后仰,使外耳部开口与颏尖部连线与地面垂直。或者使患者侧卧,头部突出床缘,头下垂靠近下肩。每次滴药3～5滴。为使药液能均匀分布于鼻腔内,滴药后可让患者头部向两侧轻轻摆动。药液滴入后隔数分钟再坐起。

◉ 耳部滴药法

（1）滴耳药的温度不宜过凉,以免因冷刺激鼓膜或内耳,引起眩晕、恶心等反应。滴耳药的加温较简单,只需将药液滴在耳郭腔,使其沿外耳道壁缓慢流入耳底,药液自会温暖。切忌将滴药直接滴到鼓膜上。

（2）滴药方法:嘱患者侧卧或将头倒向一侧肩部,使患耳外耳道口朝上,牵引耳郭,拉直外耳道,将药液滴入耳郭耳甲腔内,使药液由此进入外耳道并沿外耳道壁流入耳道深部,按压耳屏数次即可。滴药量一般每次2～4滴,每日4次。若患者自己滴药,应以对侧手指牵引耳郭,同侧手持滴药管,按上述方法滴药即可。

鼻药、眼药使用法则

眼部冲洗法

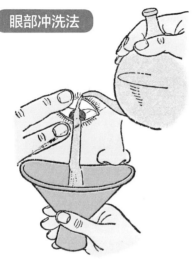

让患者坐好，头微向后仰，患者手持受水器，紧贴在颊部和鼻下相平的部位。医生先用右手持洗眼壶冲洗眼睑外部，然后用左手两指分开眼睑，令患者转动眼球，冲洗结膜囊各部。

滴眼药水法

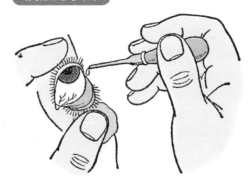

患者头向后仰，眼向上看。医生用左手拇指将患者眼睑轻轻向下牵引，并按上一棉球，另一手持眼药水滴管，将药水滴入下穹隆部，每次1~2滴。

涂眼药膏法

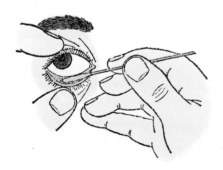

患者头向后仰，眼向上看。医生用左手拇指将患者眼睑轻轻向下牵引，先用玻璃棒的一端蘸上少许眼药膏，呈水平方向轻压在下穹隆部，然后让患者闭眼，同时轻轻转动玻璃棒，并从水平方向抽出。然后用棉球按摩眼睑数分钟，使药膏散布在结膜囊内。

鼻部滴药法

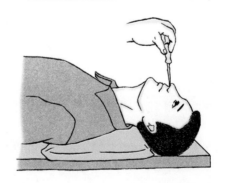

患者仰卧，头部突出床缘，向后仰，使外耳部开口与额尖部连线与地面垂直。每次滴药3~5滴。滴药后可让患者头部向两侧轻轻摆动。药液滴入后隔数分钟再坐起。

● 注射常识

1. 注射必备

注射器和针头，75%酒精棉球，2%碘酒棉球，消毒镊子，消毒锅或针盆，橡皮带。以上物品可酌情选用。

2. 吸药方法

以酒精棉球消毒安瓿颈部，锯掉安瓿头进行吸药。如果是从橡皮密封的小瓶内吸药，应先消毒其瓶盖，在针筒内抽些空气，再将针头从瓶盖中央垂直刺入小瓶内，将空气打入，然后吸药。

3. 注射方法

（1）皮下注射：一般在上臂上部外侧进针，避免在红肿或疤痕部位注射。适用于需要迅速出现药效和不宜或不能经口服给药的情况。

操作步骤：①将药液吸取放妥，以酒精棉球消毒局部皮肤，待干。②左手拉紧皮肤，右手持针使之与皮肤呈30~40°斜角，迅速刺入皮下，抽吸无回血，即可推药。③注射完毕，迅速拔出针头，用干棉球压迫片刻。

（2）皮内注射：注射部位一般在前臂内侧腕上2寸左右，且最好选用皮试针头。适用于各种过敏试验，或卡介苗等预防注射和局部麻醉等。

操作步骤：①抽取药液，以酒精棉球消毒皮肤。②酒精干后，以左手拉紧皮肤，右手持注射器，使针头斜面向上，与皮肤呈 15~30°角，刺入皮下。③待针头斜面进入皮下时，推动针筒塞，局部可见半球形白色隆起，注射药液量一般为0.1毫升。拔出针尖时切勿按压。

（3）肌内注射：取臀部外上方 1/4处为注射区，也可在上臂三角肌处注射。

操作步骤：①吸取药液和皮肤消毒的方法同皮下注射。②左手中指、拇指二指把皮肤撑开拉紧，右手持注射器，以前臂带动腕部的力量垂直迅速地将针头刺入肌肉内，然后以左手拇指、食指二指固定针头，抽吸无回血后，再以右手拇指推药，推药时要慢且均匀。③为了减轻患者的疼痛，可在推药时以左手中指尖端轻轻地缓慢划动注射点附近的皮肤。④注射完毕，迅速拔出针头，以灭菌棉球按压局部即可。长期臀部肌内注射（如结核病患者注射链霉素）引起的硬结，可用热水袋或热毛巾湿敷。

（4）静脉注射：注射部位一般采用肘窝部、腕部、踝部、手（足）背部等处浅表静脉。小儿常在头皮静脉注射。静脉注射特别要注意无菌操作。

操作步骤：①因空气不得注入静脉，所以在吸取药液前，应先排尽注射器空气并放妥。②用碘酒、酒精先后消毒肘窝处皮肤，在穿刺上方扎紧止血带，并嘱患者握拳数次，以暴露静脉。肥胖者如肘部静脉难以察见，可选取他处较明显的静脉。

● 输液常识

1. 输液方法

先以少量注射液洗涤输液瓶和橡皮管，然后在滴管上端的橡皮管用开关夹夹紧，在瓶口橡皮塞上插入两枚粗针头，一枚接短皮管，可向上拉高作通气管用，一枚接输液橡皮管滴管，并挂在输液架上。注意排空空气，即右手持橡皮管和针头在下垂位，扭松开关夹使注射液经橡皮管针头流出，并使滴管内液体平面与滴注管保持一定距离。再扭紧开关夹和关闭滴管之小侧管，选择适当静脉进行穿刺，见到回血即表示穿刺针在静脉内，即可扭松开关夹。这时可见输液滴管内液体向下滴，即可用胶布固定针头和肢体，并从开关夹调节滴注速度。

2. 输液装置障碍的处理

（1）当滴注管内充满注射液而看不清液体是否在滴动时，可扭紧开关夹，放开滴注管的小侧管，待管内液面下降到适当高度能够分辨滴数时，即可关闭小侧管，扭松开关夹。

（2）若发现滴管停止不滴或不通畅时，则应检查注射部位情况，一般有以下2种原因：①注射针、玻璃接管为血块所阻塞，可打开接头，排出血凝块重新接上。②注射针和肢体位置发生了变动，可适当变换肢体位置，转动针头方向，或抬高、压低针柄以纠正。

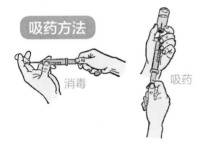

吸药方法

消毒　吸药

以酒精棉球消毒橡皮密封的小瓶瓶盖，在针筒内抽些空气，再将针头从瓶盖中央垂直刺入小瓶内，将空气打入，然后吸药。

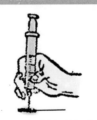

臀部肌内注射法

垂直刺入皮下

左手中指、拇指二指把皮肤撑开拉紧，右手持注射器，以前臂带动腕部的力量垂直、迅速地将针头刺入肌肉内，然后以左手拇指、食指二指固定针头，抽吸无回血后，再以右手拇指推药，推药时要慢且匀。

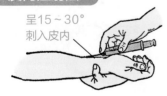

皮内注射法

呈15~30°
刺入皮内

以左手拉紧皮肤，右手持注射器，使针头斜面向上，与皮肤呈15~30°，刺入皮内。待针头斜面进入皮内时，推动针筒塞，局部可见半球形白色隆起，注射药液量一般为0.1毫升。

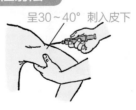

皮下注射法

呈30~40°刺入皮下

将药液吸取放妥，以酒精棉球消毒局部皮肤。左手拉紧皮肤，右手持针使之与皮肤成30~40°斜角，迅速刺入皮下，抽吸无回血，即可推药。

● 伤口处理

◉ 清创（扩创术）

1. 术前准备：术前必须纠正休克、失血、脱水等全身情况。

2. 麻醉：一般选用神经阻滞或局部浸润麻醉；腰麻和全麻视情况决定。

3. 皮肤清洁消毒：首先除去急救包扎敷料及剃去毛发。手术者洗手戴消毒手套后，于伤口内填塞消毒纱布，用肥皂水及生理盐水洗涤伤口周围皮肤3遍。然后再以碘酊或硫柳汞酊消毒皮肤，铺消毒巾。

4. 伤口内处理：手术者更换消毒手套，穿手术衣，进行伤口内清洁冲洗处理，修剪无生命力的组织及创口边缘皮肤2～3毫米，然后缝合。如合并有肌腱、神经、骨骼等部位的损伤时，应同时进行缝合或固定复位。

5. 缝合和结扎：缝合结扎都要打结，常用的结有四种。

（1）单结：各种结的基本法。

（2）方结：最常用于结扎小血管或一般缝合。

（3）三叠结：用于结扎较大的血管或重要的组织。第一个结应较缓慢、轻轻地持续用力，不使结扭转；第二个结交错地紧贴在第一个结之上，结扎时要使二线牵拉点与结扎点在同一直线上才能使结打紧。剪线时，在切口内的应紧靠线结处剪断，在皮肤表面的缝线则留1厘米左右，以便拆线时牵引。

（4）钳子打结：扩创常用的打结方法，简单方便，还能节约缝线。

6. 术后处理：抬高肢体，注意血液循环，可在3天后更换敷料和查看伤口。全身使用破伤风抗毒素1500单位，肌内注射，须先做过敏测试。适当使用抗生素，防止感染。

7. 拆线时间：头面部5天，躯体部7天，手指活动处及关节部位10～14天。但若有感染、脓肿形成时应提早拆线，必要时可放置引流物。

常用外科结

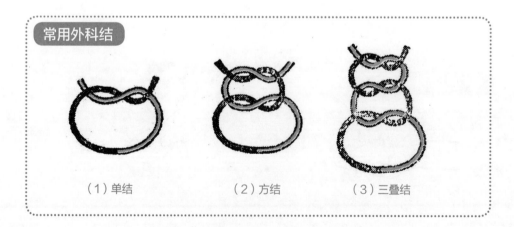

（1）单结　　　　　（2）方结　　　　　（3）三叠结

伤口缝线与拆线

持钳打结法

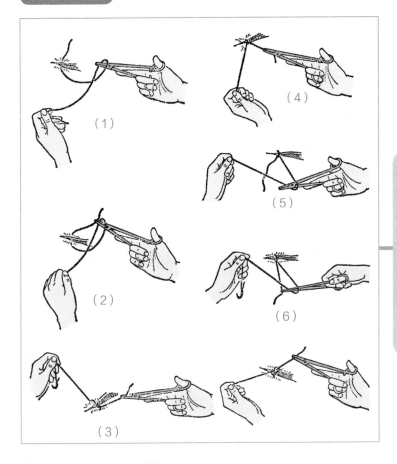

（1）

（4）

（5）

（2）

（6）

（3）

可用于浅、深部结扎。血管钳或持针钳既是线的延长，也是操作者手的延伸。此法适用于线头太短，徒手打结有困难时或打结空间狭小时的结扎。

伤口皮肤缝线拆除法

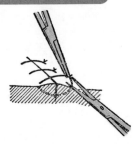

首先按换药的方法常规消毒切口区域，左手持镊子将线结轻轻提起，右手将微微张开的线剪尖端插入线结与皮肤之间的间隙，平贴针眼处的皮肤将线剪断。然后，快速轻巧地将缝线朝剪断侧拉出。

指压穴位疗法

指压穴位疗法之所以广受大众喜爱，主要是因为它可以不受时间、空间的限制和气候变化的影响，简单易学，经济实惠，可以迅速缓解症状。

● 同身寸量法

中医里有"同身寸"一说，就是用自己的手指作为穴位的尺度。人有高矮胖瘦，骨节自有长短不同，虽然两人同时各测得1寸长度，但实际距离却是不同的。

1寸（手拇指横宽）

1寸（中指中节长度）

1.5寸（二指横宽）

2寸（三指横宽）

3寸（四指横宽）

速记卡

1寸=A. 手拇指横宽
B.中指中节长度
1.5寸=二指横宽
2寸=三指横宽
3寸=四指横宽

● 指压的基本手法

拇指压法

二指压法

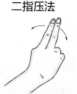

中指折叠法

四指压法

手刀切打法

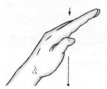

拳捶打法

拿捏法

用拇指、食指、中指拿捏穴位。

点穴震颤法

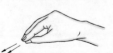

三指合并，对准特定穴位，像小鸡啄米一样震动穴位。

● 自疗常见病

◉ 慢性胃炎

　　主要症状：轻微恶心、食欲不振，胃部有持续性或阵发性的疼痛。饭后上腹部有微痛感或呕吐症状。

　　最有疗效的穴位：合谷穴和中脘穴。

　　注意事项：孕妇最好改用足三里穴，不用合谷穴，因按揉合谷穴容易引发流产。

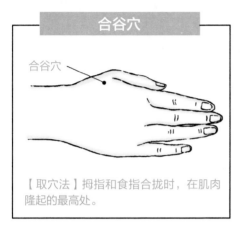

合谷穴

【取穴法】拇指和食指合拢时，在肌肉隆起的最高处。

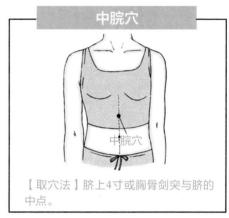

中脘穴

【取穴法】脐上4寸或胸骨剑突与脐的中点。

胃溃疡

　　主要症状：脸色苍白、唇浅黄，疲倦虚弱，伴有胃胀气、呕逆、嗳气或吐酸水；严重时会出现胃出血、吐血、胃穿孔，甚至突发性昏迷。

　　最有疗效的穴位：神门穴和足三里穴。

　　注意事项：按揉神门穴时不可用力过猛，要轻压快揉，以免伤及手腕骨膜，造成骨膜炎。

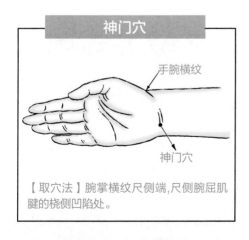

神门穴

【取穴法】腕掌横纹尺侧端，尺侧腕屈肌腱的桡侧凹陷处。

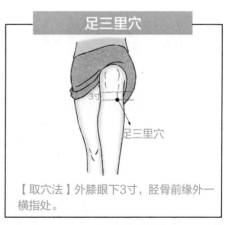

足三里穴

【取穴法】外膝眼下3寸，胫骨前缘外一横指处。

◉ 便秘

主要症状：一周的排便次数少于3次，大便坚硬，不易排出，或粪便量少，排出困难，有时没有便意，或是解不干净。

最有疗效的穴位：支沟穴和天枢穴。

注意事项：支沟穴在手臂背部，指力中度即可，治疗儿童和重症患者时应注意力度。

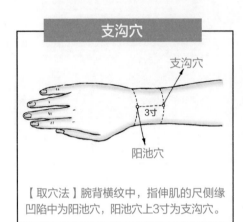

支沟穴

【取穴法】腕背横纹中，指伸肌的尺侧缘凹陷中为阳池穴，阳池穴上3寸为支沟穴。

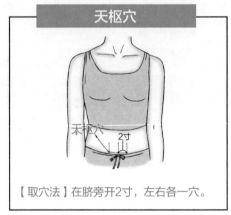

天枢穴

【取穴法】在脐旁开2寸，左右各一穴。

◉ 痔疮

主要症状：大便时看到流血、滴血或者粪便中带有血液或脓血，多数是由痔疮引起的;排便时有肿物脱出肛门，伴有肛门潮湿或有黏液，多数是由内痔脱出或直肠黏膜脱出；如果肛门有肿块，疼痛激烈，肿块表面色暗，呈圆形，可能是有血栓性外痔；肛门肿块伴局部发热疼痛，是肛周脓肿的症状。

最有疗效的穴位：二白穴和承山穴。

注意事项：二白穴为经外奇穴，两手共四穴，用指压棒较方便。指压承山穴时会有强烈酸、麻、痛、胀感，可用较强刺激。

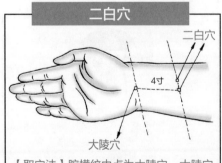

二白穴

【取穴法】腕横纹中点为大陵穴，大陵穴直上4寸处，一穴在两筋间，一穴在大筋外，左右两手共计四穴。

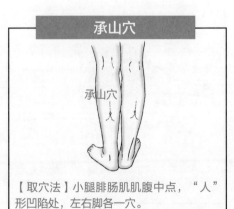

承山穴

【取穴法】小腿腓肠肌肌腹中点，"人"形凹陷处，左右脚各一穴。

◉ 气喘

主要症状：发作时，呼吸急促、心跳加快、血压上升、咳嗽、发汗。静态时，胸部有紧迫感，呼吸困难，出现喘鸣声。秋冬季节温差大，容易发作。

最有疗效的穴位：膻中穴和天突穴。

注意事项：膻中穴位于胸骨上，穴位深度浅，指尖用力即可达到。天突穴不宜用力过猛，恐引起剧烈咳嗽，或突发性呕吐。

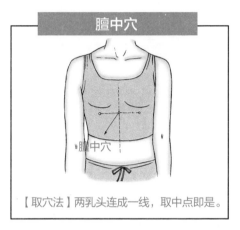

膻中穴

【取穴法】两乳头连成一线，取中点即是。

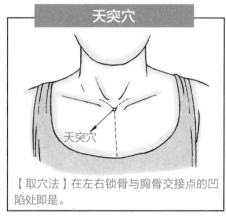

天突穴

【取穴法】在左右锁骨与胸骨交接点的凹陷处即是。

◉ 流行性感冒

主要症状：流行性感冒起病急骤，轻重不一。可有急起高热，全身症状较严重而呼吸道症状并不严重，表现为畏寒、发热、头痛、乏力、全身酸痛等。上呼吸道症状可有鼻塞、流涕、干咳、咽痛等。尚可见到恶心、呕吐、腹泻为主（胃肠型）的流感患者。患者体检时呈急病容，面颊潮红，眼结膜轻度充血和眼球压痛，咽充血，口腔黏膜可有疱疹，发热症状可持续3～5天，体温可高达40℃；肺部听诊仅有粗糙呼吸音，偶闻胸膜摩擦音。

最有疗效的穴位：大椎穴和风门穴。

注意事项：大椎穴指压力度不可过猛，并应注意患者是否有骨质增生，或患有骨质疏松症。

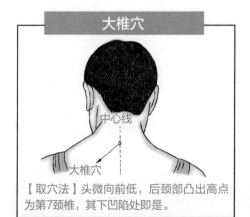

大椎穴

【取穴法】头微向前低，后颈部凸出高点为第7颈椎，其下凹陷处即是。

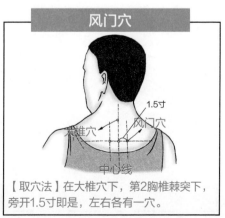

风门穴

【取穴法】在大椎穴下，第2胸椎棘突下，旁开1.5寸即是，左右各一穴。

◉ 高血压

主要症状：当血压突然升高到一定程度时，会出现剧烈头痛、呕吐、心悸、眩晕等症状，严重时会发生神志不清、抽搐。这就属于急进型高血压和高血压危重症，多会在短期内发生严重的心、脑、肾等器官的损害和病变，如中风、心肌梗死、肾功能衰竭等。

最有疗效的穴位：涌泉穴和人迎穴。

注意事项：人迎穴在颈动脉附近，宜仰头伸颈，用中指、食指压穴位往后轻推，要轻柔，切忌过猛。

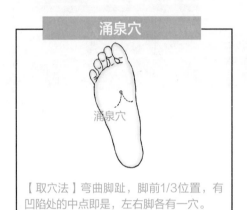

涌泉穴	人迎穴
【取穴法】弯曲脚趾，脚前1/3位置，有凹陷处的中点即是，左右脚各有一穴。	【取穴法】喉结旁，胸锁乳突肌前缘颈总动脉博动处，左右各一穴。

◉ 心肌梗死

主要症状：胸部中央突然产生剧痛，犹如针扎般强烈的刺痛。伴有恶心、呕吐、呼吸困难、脸色苍白、冷汗、手足冰冷、指尖或嘴唇呈青紫色、血压下降、脉搏细微，严重时会立即休克或死亡。

最有疗效的穴位：内关穴和灵道穴。

注意事项：内关穴须指压按摩1次，约5分钟，直到有酸、麻、胀的感觉。

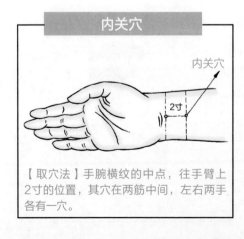
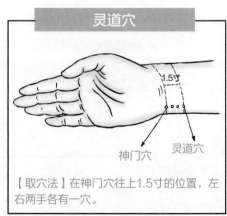

内关穴	灵道穴
【取穴法】手腕横纹的中点，往手臂上2寸的位置，其穴在两筋中间，左右两手各有一穴。	【取穴法】在神门穴往上1.5寸的位置，左右两手各有一穴。

⊙ 糖尿病

主要症状：初期没有明显症状；中期先出现口渴，然后容易疲劳，开始消瘦，接着出现多吃、多喝、多尿；晚期出现视网膜病变及周边神经症状，如手脚麻木、肌肉萎缩或性功能退化，严重者出现尿毒症、急性心肌梗死及中风。

最有疗效的穴位：脾俞穴和足三里穴。

注意事项：脾俞穴位于脊椎中心线旁，力度不宜过重，应注意患者是否患有骨质疏松症或脊椎病变。

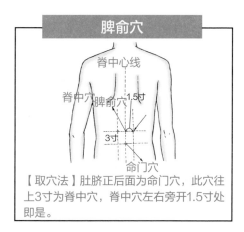

脾俞穴

【取穴法】肚脐正后面为命门穴，此穴往上3寸为脊中穴，脊中穴左右旁开1.5寸处即是。

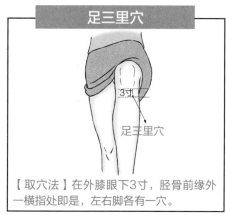

足三里穴

【取穴法】在外膝眼下3寸，胫骨前缘外一横指处即是，左右脚各有一穴。

⊙ 痛风

主要症状：关节及周围软组织出现红肿疼痛，痛时如刀割般或撕裂啃咬般剧痛。因其发病快速如风，常见午夜足痛惊醒，故称痛风。

最有疗效的穴位：肾俞穴和阿是穴。

注意事项：肾俞穴在背部命门穴旁，指压力度中度即可，以酸麻感为度。阿是穴即压痛点穴，取发病部位之上下2个阿是穴，重力指压，使其酸麻感传至病位。

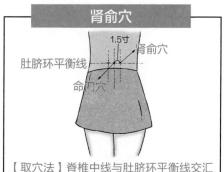

肾俞穴

【取穴法】脊椎中线与肚脐环平衡线交汇点即是命门穴，在命门穴左右旁开1.5寸即是，共有两穴。

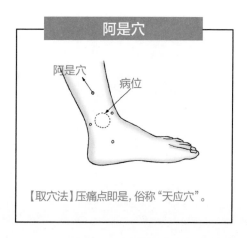

阿是穴

【取穴法】压痛点即是，俗称"天应穴"。

◉ 痛经

主要症状：月经前中后期，小腹、腰、外阴、肛门疼痛。常伴有面色苍白、手足冰冷、头面部冷汗淋漓、恶心呕吐，严重者出现昏厥。

最有疗效的穴位：承山穴和合阳穴。

注意事项：合阳穴在小腿肌肉厚重处，指压力度宜重方能见效。

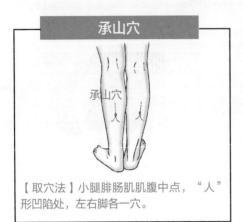

承山穴

【取穴法】小腿腓肠肌肌腹中点，"人"形凹陷处，左右脚各一穴。

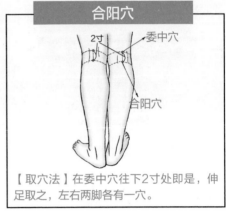

合阳穴

【取穴法】在委中穴往下2寸处即是，伸足取之，左右两脚各有一穴。

◉ 孕妇呕吐

主要症状：妊娠初期（第3个月前）出现呕吐、恶心、厌食，持续数周，至第3个月后会自然消失，是妊娠的正常生理反应。

最有疗效的穴位：中脘穴和公孙穴。

注意事项：中脘穴深部为胃，宜空腹时指压，若饱食，须防食物逆流入食管。

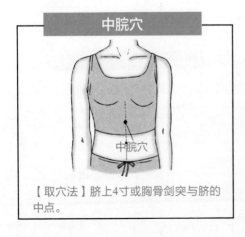

中脘穴

【取穴法】脐上4寸或胸骨剑突与脐的中点。

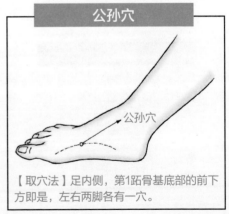

公孙穴

【取穴法】足内侧，第1跖骨基底部的前下方即是，左右两脚各有一穴。

⊙ 牙痛

主要症状:牙龈红肿、疼痛、有灼热感，口臭、口渴、喜冷饮，常伴有便秘、暴躁易怒、头痛、眩晕、疲倦，后期出现持续性牙痛。

最有疗效的穴位：液门穴和下关穴。

注意事项：液门穴对疼痛感极为敏感，指压力度适中即可，尤其对妇女、儿童。

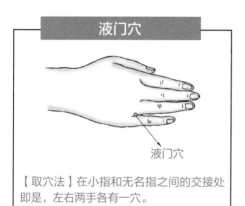

液门穴

【取穴法】在小指和无名指之间的交接处即是，左右两手各有一穴。

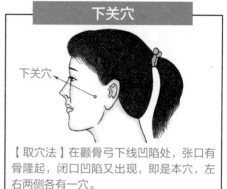

下关穴

【取穴法】在颧骨弓下线凹陷处，张口有骨隆起，闭口凹陷又出现，即是本穴，左右两侧各有一穴。

⊙ 口腔溃疡

主要症状：唇内侧、舌头、舌腹、颊黏膜、前庭沟、软腭等部位在初发病时出现一个或数个可以看得见的小红点，略有灼痛感，经过反复发作后转变成大小深浅不同的溃疡面，由病灶纤维蛋白和淋巴细胞渗出所形成的假膜覆盖着，疼痛明显。特别是吃饭或接触到刺激性食物时，疼痛会更加剧烈，灼痛难忍，重的口疮可扩展到整个口腔。表现为复发性口疮的疾病有白塞氏病、口腔黏膜损伤性溃疡、疱疹性口炎、多形性红斑、结核性溃疡、接触性口炎、坏死性龈口炎和恶性溃疡等，其中恶性溃疡最为危险。

最有疗效的穴位：神阙穴和承浆穴。

注意事项：神阙穴指压时宜空腹进行，孕妇不适宜此穴。承浆穴对痛感的反应极为敏感，指压力度要轻柔。

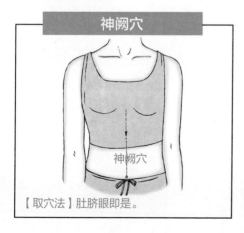

神阙穴

【取穴法】肚脐眼即是。

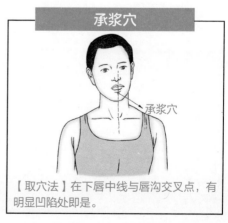

承浆穴

【取穴法】在下唇中线与唇沟交叉点，有明显凹陷处即是。

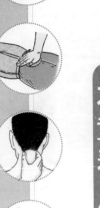

本章看点

- 推拿的作用及常用手法

  推拿疗法具有疏通经络、通利气血等作用

- 寻穴定位速成指南

  古代先贤们在不断摸索与实践积累过程中，逐步总结出快速准确取穴的诀窍

- 推拿的辅助工具与体位

  借助身边常见的用具和推拿介质来辅助推拿，能在一定程度上提升推拿的效果

  ……

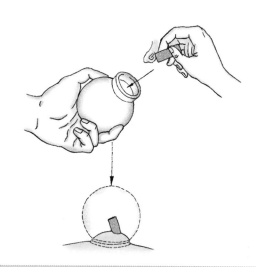

第一章

中医推拿、拔罐与刮痧疗法

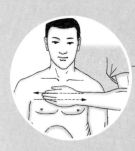

中医推拿、拔罐与刮痧是我国传统中医疗法中的精华，也是我国劳动人民及医学家在长期与疾病斗争中创造、总结出的最早的医学。其具有适应性广、操作简便、无副作用、不良反应少的优势，是居家生活保健的常用治病方法。

① 推拿的作用及常用手法

推拿疗法是通过各种手法在患者的一定部位和穴位上进行推拿的一种治疗方法，具有疏通经络、通利气血、滑利关节等作用，可改善人体生理功能，增强抵抗力。

推拿疗法对运动系统、神经系统、消化系统的某些疾病具有一定的效果。例如对急性腰扭伤、四肢关节软组织损伤、落枕、胸胁痛、腰椎间盘突出、肩关节周围炎、慢性腰背痛、风湿病和类风湿关节炎、三叉神经痛、面神经麻痹、头痛、高血压、胃和十二指肠溃疡、腹泻、脊髓灰质炎和乙型脑炎后遗症等病种，推拿疗法均能起到积极的治疗作用。

● 常用推拿手法

推拿手法的种类较多，名称和形态亦不统一。为了便于读者掌握，这里对揉法、擦法等几种临床常用手法作如下介绍。

擦法：用手指或手掌附着于治疗部位上做上下、左右来回推动，使局部发热，称为擦法。它适用于全身各部。擦法必须直接接触患者肌肤，需用冬青油膏（水杨酸甲酯18%、薄荷油2%、凡士林80%混合成膏）或伤筋药水做润滑剂。

揉法：用手指、大鱼际或掌根部附着于一定部位，以腕关节做主动的摆动，称为揉法。适用于面部、腹部和肿胀患部的周围。

摩法：用全掌附着于一定部位，以腕关节为中心，做回旋动作，称为摩法。适用于腹部。

拿法：用拇指与其余手指相对用力挟住患部肌肉、筋腱，用力提起，称为拿法。适用于颈项，肩部、腋下及四肢部位。

按法：用拇指螺纹部、食指屈指中节或肘关节鹰嘴突按压于一定部位，徐徐用力，称为按法。适用于全身各部。

一指禅推法：用单手或双手拇指螺纹部或偏峰贴于一定部位前后左右推动，称为一指禅推法。适用于头面、颈项部。

摇法：用两手托住和握住关节前后，然后上下左右徐徐做环转摇动，称为摇法。适用于全身关节。

在施用上述几种手法时，患者取坐位和仰卧位较为适宜，因这样能够放松局部的肌肉，便于治疗。

图解推拿手法

擦法

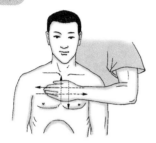

全手掌附着在患者胸部上下、左右来回推动，使局部发热即可。

揉法

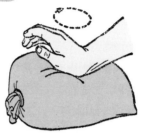

用大鱼际或掌根部附着于患处，以腕关节为中心摆动。

拿法

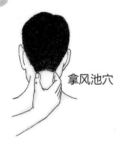

拿风池穴

用拇指及其他手指挟住颈项，反复用力提起。

拿法

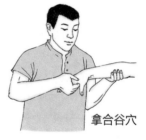

拿合谷穴

用拇指及其他手指以对称的力挟住合谷穴即可。

按法

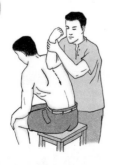

用肘关节鹰嘴突按压于患处，徐徐用力即可。

摩法

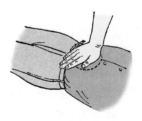

全手掌附着于患处，以腕关节为中心，做回旋动作即可。此法常用于腹部。

② 寻穴定位速成指南

　　分布于人体的穴位与经络星罗棋布、纵横交错，对于不熟悉它们的人来说，快速寻找与准确定位就如同大海捞针一样困难。没有人是天生的取穴高手，古代先贤们在不断地摸索与实践积累过程中，逐步总结出以下几个快速准确取穴的诀窍。

◉ 标志参照法

　　固定标志　人体的体表骨节突起、肌肉凹陷、皮肤褶皱等就像一个个路标，引导着人们快速、准确地找到目标穴位。如关节、眉毛、指甲、乳头、肚脐等都是常见判断穴位的标志。

　　活动标志　不同于固定标志，人体部分关节、肌肉、肌腱、皮肤在经过相应动作姿势之后会显现出一定的突起、凹陷、褶皱等变化与痕迹。人们可以寻迹这些活动着的标志确定某些穴位的具体位置，如在颧骨弓下线凹陷处，张口有骨隆起、闭口凹陷处是下关穴等。

◉ 同身寸测量法

　　当寻找一些与标志参照物距离较远的部位的穴位时，标志参照作用的准确度、实用性已被渐渐模糊或减小，这时就出现了一个相对更为准确的身体度量法。它利用人体的部位以及线条作为简单的参考度量，将特定的人体部位均分成若干等份（也称作骨度分寸），再以人体自身的手指作为量取距离的尺度，即中医里的"同身寸"一说，从而准确地确定具体穴位的位置。需要注意的是，人有高矮胖瘦，其各自的骨节也有着长短不同，虽然两人同时各测得1寸长度，但实际距离可能是不同的，因此在具体应用"同身寸"测量时，应遵循自测自身的原则。

　　手拇指横宽　拇指指间关节横宽1寸，为1.5～2cm。

　　二指尺寸法　并拢的食指和中指指幅横宽1.5寸，为2～3cm。

　　三指尺寸法　并拢的食指、中指和无名指指幅横宽2寸，约6cm。

　　四指尺寸法　并拢的食指到小指指幅横宽3寸，约7cm。

◉ 徒手寻穴法

　　触摸法　以拇指指腹或其他四指手掌触摸皮肤，如果感觉到皮肤有粗糙感，或是会有尖刺般的疼痛，或是有硬结，那可能就是穴位所在。

　　抓捏法　以食指和拇指轻捏感觉异常的皮肤部位，前后揉一揉，当揉到经穴部位时，感觉会特别疼痛，而且身体会自然地抽动想逃避。

　　按压法　用指腹轻压皮肤并做圈揉，对于在抓捏皮肤时感到疼痛想逃避的部位以按压法确认。如果指尖碰到有点状、条状的硬结就可确定是经穴的所在位置。

快速准确地寻找穴位

标志参照法

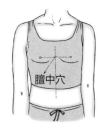

膻中穴

固定标志

　　人体体表骨节突起、肌肉凹陷、皮肤褶皱等都可作为固定参照点，如膻中穴位于左右乳头中间的凹陷处。

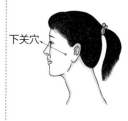

下关穴

活动标志

　　依据人体特定动作而在体表显露的痕迹来确定穴位，如在颧骨弓下线凹陷处，张口有骨隆起、闭口凹陷处是下关穴。

同身寸测量法

　　同身寸测量法利用人体的部位以及线条作为简单的参考度量，将特定的人体部位均分成若干等份，再以人体自身的手指作为量取距离的尺度，即中医里的"同身寸"一说，从而准确地确定具体穴位的位置。

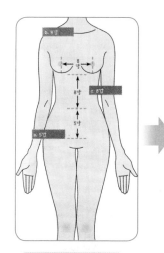

同身寸测量法

拇指指间关节横宽1寸，为1.5～2cm

并拢的食指和中指指幅横宽1.5寸，为2～3cm

并拢的食指、中指和无名指幅横宽2寸，为6cm

并拢的食指到小指指幅横宽3寸，为7cm

徒手寻穴法

触摸法	以拇指指腹或其他四指手掌触摸皮肤，感到皮肤粗糙或是会有尖刺般的疼痛，或是有硬结，即可能是穴位所在。
抓捏法	以食指和拇指轻轻捏揉感觉异常的皮肤部位，经穴位置的痛感明显，且身体会自然地抽动而逃避。
按压法	以指腹轻压皮肤并做圈揉，对于抓捏皮肤时感到疼痛想逃避的部位以按压法确认。经穴所在位置的指尖触感常有点状、条状的硬结。

③ 推拿的辅助工具与体位

在进行经络穴位推拿的过程中，特别是自我推拿时，合理地借助一些身边常见的用具和推拿介质来辅助推拿，不仅可以帮忙达到准确、有效地刺激穴位与反射区，还能在一定程度上提升推拿的效果，从而起到事半功倍的作用。

● 推拿辅助工具

圆珠笔 材质坚硬且细长的东西最适合用来做穴位点揉的道具。手指尽可能地握住笔的前端，用笔头指点或按压穴位。注意不要使用过于尖锐的笔尖部位。

梳子 紧握梳子把柄轻轻地拍打头皮，或者用梳子缓慢地梳理头发。拍打时一开始先慢慢、轻轻的，再逐渐加强强度，技巧要有节奏感。此种手法能促进头部血液循环，消除头部、眼部的疲劳。选用木质、宽齿梳子为佳。

此外还有牙刷、牙签、叉子、雨伞、毛巾、高尔夫球、核桃以及市场常见各类推拿用具等。

● 推拿介质

推拿介质又称推拿润滑剂，总体上可分为粉剂、油剂、水剂和酒剂四类，用以减少推拿时皮肤之间的摩擦或兼具一定的药物疗效。如可润滑皮肤的滑石粉、爽身粉，静气安神的精油，消肿止痛的红花油，温经散寒、润滑皮肤的冬青膏，加强手部热力渗透的麻油，温热散寒的葱姜汁，行气、活血、止痛的木香水，清凉退热的洁净凉水，通经活络、活血祛风、除湿散寒的白酒等。

● 推拿的正确体位

端坐位 正坐，屈膝、屈髋各90°，双脚分开与肩同宽，双上肢自然下垂，双手置于膝上。此种体位适用于头面部、颈项部、肩部、胸部、胁部、背腰部疾病的推拿。

仰卧位 去枕或低枕，面部朝上，上肢自然置于体侧，双下肢自然伸直。根据需要可随时调整上下肢的位置。此种体位适用于头面部、颈部、胸部、腹部、下肢疾病的推拿。

侧卧位 身体一侧在下；双腿自然屈曲，或下侧腿伸直，上侧腿屈曲；下侧上肢屈肩、屈肘各90°，上侧上肢自然垂直，置于体侧或撑于体前床面。适用于头部、颈部、肩部、上肢、胸部、胁部、背腰部、髋部、下肢疾病的推拿。

俯卧位 腹部向下，去枕，面部朝下，或头歪向一侧，双下肢自然伸直，上肢置于体侧或屈肘置于面部下方。根据需要可随时调整上下肢的位置。适用于头部、颈项部、背腰部、臀部、下肢疾病的推拿。

推拿的预先准备与基本体位

推拿辅助工具

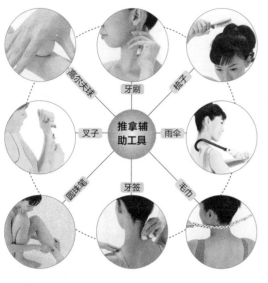

高尔夫球　牙刷　梳子
叉子　推拿辅助工具　雨伞
圆珠笔　牙签　毛巾

常用推拿介质

粉剂	润滑皮肤的滑石粉、爽身粉
水剂	温热散寒的葱姜汁，行气、活血、止痛的木香水，清凉退热的洁净凉水
油剂	静气安神的精油，消肿止痛的红花油，温经散寒、润滑皮肤的冬青膏，加强手部热力渗透的麻油
酒剂	通经活络、活血祛风、除湿散寒的白酒

推拿体位

端坐位推拿

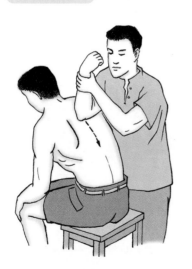

仰卧位推拿

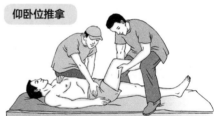

侧卧位推拿

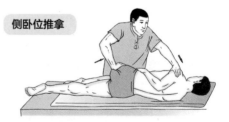

俯卧位推拿

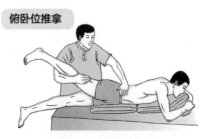

④ 常规部位推拿手法

　　人们在进行推拿活动与总结过程中，发现某些独立或复合性推拿手法对于人体特定穴位或部位有显著的功效，于是将其区分、整理出来，经过多年发展，就形成了所谓的常规部位推拿手法。

　　这些功效显著、各有所长、形态各异的推拿手法，被人们赋予了许多灵动形象而又趣味横生的名称，依据其应用部位的不同简略介绍如下。

◉ 头部

　　一指禅推法　以拇指指端、螺纹面或偏峰端着力于施术部位，沉肩、垂肘、悬腕，通过腕关节的摆动和拇指关节的屈伸活动来回推动。此法适用于头部、胸背与四肢的穴位，具有舒筋活血、调和营卫、祛淤消积、健脾和胃、温通经络等作用。

　　双运太阳法　以两手拇指指腹按压于面部两侧的太阳穴，并做环形推揉。此法力度宜轻，具有通经活络、安神醒脑等作用。

◉ 颈部

　　二龙戏珠法　以单手拇指、食指指腹相对而向，以虚力捏揉颈部喉结的两侧。此法力度宜轻，具有疏通经络、消炎止痛、解除咽喉不适的作用。

◉ 肩部

　　捏拿肩井法　以双手或单手反复捏拿肩部肌肉与肩井穴。此法力度适中，具有调理经络、舒筋活血、缓解肌肉紧张的作用。

◉ 躯干部

　　开胸理气法　以双手掌面轻按于胸部正中线，然后分别沿着肋间隙向双侧同时分推。此法具有疏通经络、调和气血、疏肝宣肺的作用。

　　顺藤摸瓜法　以单手手掌着力于人体后侧，沿颈部后侧、脊柱及两侧膀胱经、下肢后侧至足跟部的线路由上而下直推。力度舒适，取顺藤摸瓜之形而得名，具有舒筋活络、调和气血的作用。

◉ 四肢部

　　喜鹊搭桥法　以单手拇指、食指的指尖着力于受术者指甲双侧的经络部位，依次捏拿点压。此法刺激感略强，有疏通经络、调和气血、散风开窍之效。

　　阴阳抱膝法　以双手掌心分别按抚于受术者膝关节内外两侧，并一张一弛、有节奏地做环形揉按。此法具有通络活血、散风止痛的作用。

常规部位推拿手法

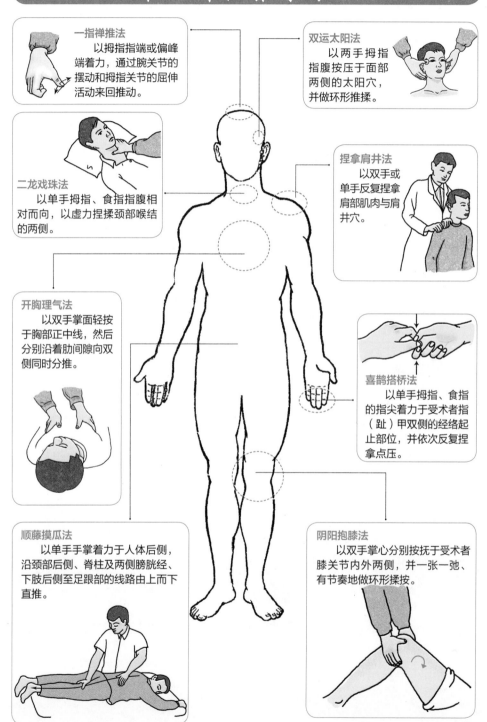

一指禅推法
以拇指指端或偏峰端着力，通过腕关节的摆动和拇指关节的屈伸活动来回推动。

二龙戏珠法
以单手拇指、食指指腹相对而向，以虚力捏揉颈部喉结的两侧。

开胸理气法
以双手手掌面轻按于胸部正中线，然后分别沿着肋间隙向双侧同时分推。

顺藤摸瓜法
以单手手掌着力于人体后侧，沿颈部后侧、脊柱及两侧膀胱经、下肢后侧至足跟部的线路由上而下直推。

双运太阳法
以两手拇指指腹按压于面部两侧的太阳穴，并做环形推揉。

捏拿肩井法
以双手或单手反复捏拿肩部肌肉与肩井穴。

喜鹊搭桥法
以单手拇指、食指的指尖着力于受术者指（趾）甲双侧的经络起止部位，并依次反复捏拿点压。

阴阳抱膝法
以双手掌心分别按抚于受术者膝关节内外两侧，并一张一弛、有节奏地做环形揉按。

⑤ 常见的拔罐方法

如前面章节所述，按照拔罐的形式或者方法来分，拔罐可以分为单罐法、多罐法、刺络罐法、闪罐法等十几种。

多罐法

一般罐与罐的间距应小于3.5厘米。

3.5厘米

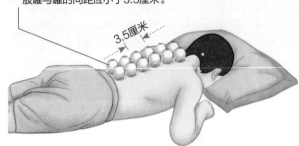

密排罐法

指罐具多而排列紧密的排罐法。这种方法多用于身体强壮的年轻人，或者病症反应强烈、发病广泛的患者。

疏排罐法

指罐具少而排列稀疏的排罐法。这种方法多用于年老体衰、儿童等患者，或者病症模糊、耐受能力差的患者。

一般罐与罐之间的间距应大于7厘米。

7厘米

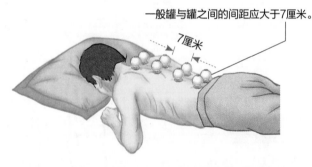

这种方法的特征是在人体上零星选穴拔罐。

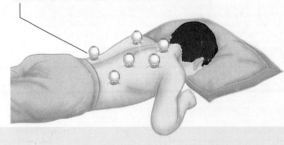

散罐法

散罐法又称星罐法，此法主要适用于一人患有多种疾病或者虽只患有一种疾病，但又具有多种症状的患者。

图解常见病特效自疗 一学就会

闪罐法与针罐法

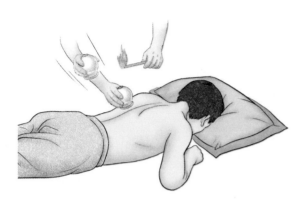

闪罐法

　　指罐具吸拔在应拔部位后随即取下，反复操作至皮肤潮红时为止的一种拔罐方法。此法的兴奋作用较为明显，适用于肌肉萎缩、局部皮肤麻木、中风后遗症、内脏病等病症。

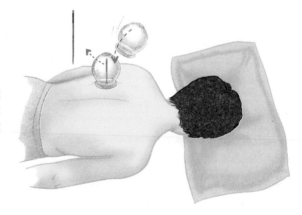

针罐法

　　不留针拔罐法，是指对穴位进行针刺后就立即出针，或者虽不立即出针，但必须至出针后，才在该部位拔罐的一种方法。

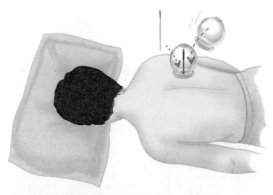

　　留针拔罐法，是指先选定穴位，并对其进行针刺，然后不出针，在其上拔罐。此法多用于治疗时体位变动不大以及局部病痛而又病程较长的患者。

指罐法　摇罐法　提罐法　转罐法

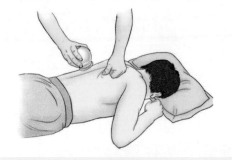

指罐法

指在需要拔罐的穴位上或病患处先用手指点按穴位或按揉患部，然后拔罐的方法。

摇罐法

指对留在皮肤上的罐具进行有节奏的摇动。

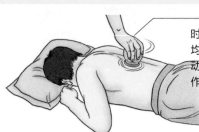

手握罐体，以顺时针和逆时针方向各均匀摇动数十次。摇动的力量要柔和，动作要协调。

用手握住罐底向上提拉，等上提到一定程度后放松，然后再提，如此反复数十次。

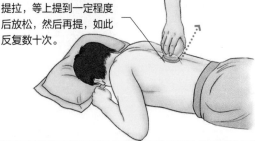

提罐法

指将吸拔在皮肤上的罐体向上提拉，其作用机制是通过肌肤的上下移动，可以振荡与之相应的内脏，增强其功能。

转罐法

转罐法是在摇罐的基础上发展起来的。通过增大对所留罐具的旋转力量，达到促进血液循环、增强治疗效果的目的。

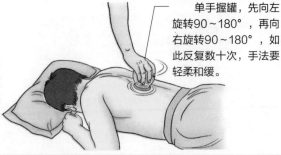

单手握罐，先向左旋转90～180°，再向右旋转90～180°，如此反复数十次，手法要轻柔和缓。

图解常见病特效自疗一学就会

⑥ 刺血拔罐法

拔火罐是我国民间流传很久的一种特殊治病方法，俗称"拔罐子"。这种疗法简便易行且疗效明显，所以在民间历代沿袭，成为老百姓居家常用的治病方式。至今拔罐疗法依然久盛不衰，一些外国人也对此颇感兴趣。随着拔罐疗法的不断发展，刺血拔罐法也应运而生。

● 治疗方法

选定治疗部位后，将酒精棉球皮肤消毒，用梅花针叩打局部皮肤，以皮肤潮红略见血点为宜。点刺后，盖上薄面饼，再找一个合适的瓶子（火罐）将纸片或酒精棉球点燃后投入瓶内。见火旺时，立即盖在穴位上。吸着后，留置10～15分钟。去罐时，先用指头压迫火罐边缘皮肤，使空气进入罐内，另一手即可拿去火罐。去罐后，用消毒纱布擦净血迹。

● 对症取穴

感冒、咳嗽：取双侧肺俞穴等上背部穴。胃痛：取脾俞穴、胃俞穴等下背部穴。肌肉劳损、关节痛：以压痛最明显处为治疗点。坐骨神经痛：取环跳穴、委中穴，亦可加用腰、臀部压痛点。高血压、失眠、头晕：取颈项后两侧，有时可加用大椎穴及第三、第四胸椎之间，还可加用太阳穴。

● 其他注意事项

初次治疗可拔罐2～3处，重复治疗可拔罐2～5处，不宜过多；若在点火过程中发现瓶口已发烫时，应换瓶，以防烫伤；对毒蛇咬伤、小腿溃疡、丹毒、冻疮等，也可用此法治疗，但须配合有关治疗方法；若拔罐处出现水疱，可涂甲紫溶液；对心力衰竭、恶性肿瘤、肺结核、精神病、孕期、月经期、出血性疾病、急性传染病以及年老体弱等人群，不宜用此法。

拔火罐原理

利用燃烧时的热力，排除罐内部分空气，造成负压（罐内气压低于外面大气压），使罐吸附于皮肤。

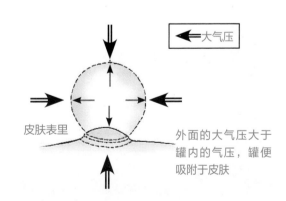

大气压

皮肤表里

外面的大气压大于罐内的气压，罐便吸附于皮肤

⑦ 种类繁多的罐具

在古代，拔罐疗法一般选用动物的角来做罐具，但在后来漫长的发展过程中，罐具的种类逐渐丰富起来，主要有以下几种。

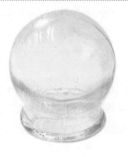

◀ 玻璃罐

采用耐热质硬的透明玻璃制成，形状如笆斗，肚大口小，罐口平滑。优点是使用时可以窥见罐内皮肤的淤血、出血等情况，便于掌握拔罐治疗的程度。

竹罐 ▶
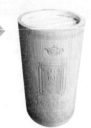

竹制品，用直径3~5厘米的竹子截成，一端留节为底，一端为口，磨制光滑，中间略粗，呈腰鼓状。

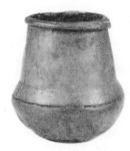

◀ 陶罐

用陶土烧制而成，罐口平滑，中间略粗，吸附力强，不透明，易破碎。

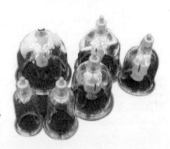

抽气罐示意图 ▶

抽气罐的分类	
➡	**注射器抽气罐** 这种罐具用药瓶制成。将瓶底磨掉，制成光滑的罐口，但瓶口处的橡皮塞要保留，以作抽气之用。
➡	**空气唧筒抽气罐** 即用唧筒连接罐具制成，多用玻璃或有机玻璃制成。
➡	**橡皮排气球抽气罐** 即用橡皮排气球连接罐具而成。分为筒装式、精装式和组合式三种。
➡	**电动抽气罐** 即将罐具连接在电动吸引器上。

⑧ 拔罐前的准备工作

在进行拔罐治疗前要进行一定的准备工作，这对防止意外的发生、提高治疗效果等有积极的意义。一般来说，在进行拔罐治疗前要做好以下几项准备工作。

● 选择适当的体位

选择体位的原则是便于拔罐施治，在治疗期间，患者能够比较舒适并长久保持这种姿势。一般主要有以下几种体位。

仰卧位：让患者仰卧于床上，以暴露出前胸、腹部及四肢前侧，这样的姿势主要用于吸拔前胸、腹部及四肢前侧的穴位和患病部位。

侧卧位：让患者侧身躺在床上，这样有利于吸拔患者胸胁、髋和下肢外侧等处的穴位和患病部位。

俯卧位：让患者趴在床上，以暴露背部及下肢外侧，这种姿势有利于吸拔患者背部、腰部及腿部后侧等处的穴位和患病部位。

俯伏位：让患者坐于椅上，趴在椅背上，暴露出后颈和背部，这种姿势有利于吸拔患者颈肩部、腰背部及膝部等处的穴位和患病部位。

需要注意的是，患者在治疗期间最好不要轻易变动体位，尤其是在采用留针罐法时，千万不可变动体位。如果一定要变动体位，操作者应扶稳火罐，帮助患者变动体位。

● 罐具的选择

选择罐具的原则根据所拔部位的大小而定。具体来说，对于比较平坦宽阔的部位，如前胸、后背、腰部、臀部及大腿处，宜选用大号火罐；对于肩部、颈部、胳膊等相对比较小的部位，宜选用中等口径的火罐；对于头部、关节等骨骼凹凸不平且软组织薄弱处，宜选用小号口径的火罐。

如果是在秋、冬寒冷季节拔火罐时，应先将火罐放在火上烘烤，注意此时只能烘烤罐的底部，当火罐的温度与人体温度相近时再拔火罐。此举主要是为了使患者不至于感冒着凉。

拔罐治疗时的体位

为了便于治疗，在进行拔罐时一般有以下几种体位可供选择。如果不是特殊需要，不能轻易变换体位，以防出现意外而受伤。

俯卧位

患者趴在床上，暴露背部及下肢外侧，这种姿势有利于吸拔患者背部、腰部及腿部后侧等处的穴位和患病部位。

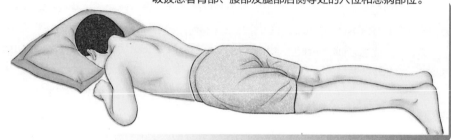

仰卧位

患者仰卧于床上，暴露出前胸、腹部及四肢前侧，这样的姿势主要用于吸拔前胸、腹部及四肢前侧的穴位和患病部位。

侧卧位

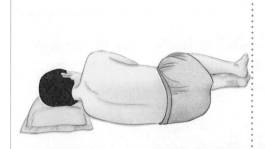

患者侧身躺在床上，这种姿势有利于吸拔患者胸胁、髋和下肢外侧等处的穴位和患病部位。

俯伏位

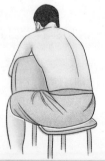

患者坐于椅上，趴在椅背上，这种姿势有利于吸拔患者颈肩部、腰背部及膝部等处的穴位和患病部位。

图解常见病特效自疗一学就会

⑨ 拔罐的操作步骤

在做好拔罐前的准备后，就可以进行拔罐了。一般来说，拔罐的过程很简单，但在各个环节上有一些问题是需要注意的。

● 拔罐开始

首先让患者取一定适宜位置，以将选好的穴位和患病部位显露出来，然后施治者就站在患者身边，按照火罐法、水罐法或抽气罐法等不同的操作要领进行拔罐操作。

● 询问患者感受

拔罐开始后，施治者应随时询问患者感觉如何，也要随时观察罐内皮肤的变化情况。如果罐力过大，患者感觉疼痛时，应放入少量空气以减轻吸拔力。操作方法是用一手拿住罐体稍倾斜，而用另一手指按压对侧皮肤，以形成微小空隙，使少量空气进入。如果拔罐后患者感到无力，那么就应起罐再拔1次。

● 如何确定拔罐时间

首先，拔罐时间要根据患者的年龄、体质、病情以及所拔罐的部位来确定。比如年轻的患者拔罐时间可以长些，年老的患者时间就可短些；病轻的可以短些，病重的可以长些；拔罐在头、面、颈、肩、上肢等部位的，时间就可以短些，拔罐在腰背、臀部、腹部及下肢部位的，时间就可以长些。

其次，还要根据罐具的不同来确定时间。比如大罐吸力强，那么1次只可拔5~10分钟；而小罐的吸力较弱，那么1次就可拔10~15分钟。

再次，还要根据拔罐的方法来确定时间。比如，在采用闪罐法或走罐法时，其留罐治疗时间应以罐下局部皮肤出现潮红或呈红豆点状的痧块、痧斑和淤斑等为准；在采用其他罐法时，则要因具体方法的不同而要求罐下皮肤出现紫斑、潮红、肿胀、灼热、疼痛、抽拉感等为准；在采用针罐时，留罐时间的决定因素则取决于针感和出血情况等。

如果在拔罐过程中，有些患者的皮肤出现水疱，那么就可用针挑破水疱，以加速病气的排出。但在挑刺水疱的时候，一定要注意预防伤口感染。

● 拔罐过程中的护理工作

1.在拔罐过程中，应让患者保持一定的舒适体位，保证拔罐部位的平整，以使罐具稳定。

2.在拔罐过程中，应保持室内温暖，让患者躺卧的地方远离风口，防止着凉。

3.在拔罐过程中，应为患者加盖衣物以免着凉。施治者应仔细观察罐内皮肤隆起的程度和皮色变化，既要防止吸力不够，使火罐脱落，又要防止因吸力过大或留罐时间太长而使患者皮肤出现较大水疱。

4.如在患者身上拔出脓血的，应用无菌棉球将之清洗干净，清洗后用纱布包裹；若拔罐局部皮肤出现水疱的，要用无菌针头刺破水疱边缘，挤出渗出液，然后涂上甲紫溶液等消毒药水。

● 如何起罐

当治疗完毕，或者某个穴位、部位需要重新拔罐时，就到了起罐的时候。起罐的原则是动作应轻柔、协调，切不可生拉硬拔，以免损伤皮肤，使患者产生疼痛。具体操作方法是，先用一手握罐将其稍稍倾斜，然后用另一手拇指在罐口边缘处挤压皮肤，以使气体进入罐内，此时罐具即可自然脱落。起罐后，患者所拔部位局部皮肤如出现水蒸气，那么可用棉球擦干；若起罐后皮肤干皱或有裂纹的，则应涂上植物油；若起罐后局部皮肤绷紧不适的，可轻轻按揉皮肤，使其放松；若起罐后有水疱的，可用无菌针挑破，用干净棉球擦干后再涂以甲紫溶液即可；针罐或刺络拔罐后，针口应用医用酒精消毒。若起罐后皮肤出现紫红斑点的，则属正常反应，无须特别处理。拔罐结束后，应让患者休息5~10分钟。

● 拔罐疗程

拔罐疗程的确定也是根据病情程度及患者自身状况等因素确定的。例如患有感冒、发热等急性病的，要每天拔罐1次；若是重病的，则每天拔罐2~3次；是慢性病的，要2天拔罐1次；若是在拔罐后患者皮肤出现淤斑、痧块等情况的，应待淤斑、痧块消退后再拔。一般来说，拔罐7~10天为1个疗程，中间隔3~5天后，再进行第2个疗程。

⑩ 刮痧疗法

刮痧法根据刮拭的角度、身体适用范围等方面可以分为面刮法、平刮法、角刮法、推刮法、厉刮法、点按法、按揉法等。

握板法

要刮痧首先要学会正确的持板方法，也就是握板法，否则刮痧时容易疲惫且效果不佳。正确的握板方法是：刮痧板的长边横靠在手掌心，拇指和其他四个手指分别握住刮痧板的两边，刮痧时用手掌心的部位向下按压。

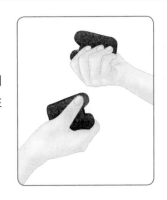

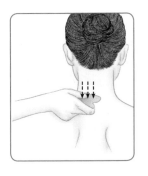

面刮法

面刮法是最常用的刮拭方法。手持刮痧板，向刮拭的方向倾斜30~60°，以45°最为普遍。依据部位的需要，将刮痧板的1/2长边或全部长边接触皮肤，自上而下或从内到外均匀地向同一方向直线刮拭。面刮法适用于身体平坦部位的经络和穴位。

平刮法

手法与面刮法相似，只是刮痧板向刮拭的方向倾斜的角度小于15°，而且向下的渗透力也较大，刮拭速度缓慢。平刮法是诊断和刮拭疼痛区域的常用方法。

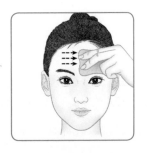

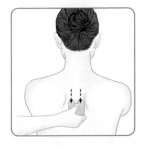

角刮法

使用刮板的角部在穴位处自上而下进行刮拭，刮痧板面与皮肤呈45°，适用于肩部、胸部等部位或穴位的刮痧。刮拭时要注意手法不宜过于生硬，因为角刮法比较便于用力，所以要避免用力过猛而损伤皮肤。

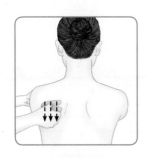

推刮法 ◄┄┄┄┄┄┄┄┄┄┄┄┄┄┄┄┄┄┄┄┄┄┄┄┄┄

推刮法的操作手法与面刮法大致相似，刮痧板向刮拭的方向倾斜的角度小于45°，压力大于平刮法，速度也比平刮法慢一点。

厉刮法 ◄┄┄┄┄┄┄┄┄┄┄┄┄┄┄┄┄┄┄┄┄

刮痧板角部与刮拭部位垂直，刮痧板始终不离皮肤，并施以一定的压力，在约1寸长的皮肤上做短间隔前后或左右的摩擦刮拭。这种刮拭方式主要用于头部穴位的刮拭。

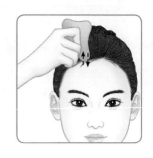

点按法 ◄┄┄┄┄┄┄┄┄┄┄┄┄┄┄┄┄┄┄┄┄┄┄┄┄┄

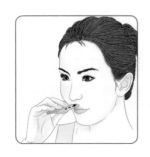

将刮痧板角部与要刮拭部位垂直，向下按压，由轻到重，逐渐加力，片刻后快速抬起，使肌肉复原，多次反复。这种方法适用于无骨骼的软组织处和骨骼缝隙、凹陷部位。这种手法要求连贯自如，刺激性较强，具有镇痛止痛、解除痉挛的作用，多用于实证的治疗。

垂直按揉法 ◄┄┄┄┄┄┄┄┄┄┄┄┄┄┄┄┄┄┄

将刮痧板的边沿以90°按压在穴位上，刮痧板与所接触的皮肤始终不分开，做柔和的慢速按揉。垂直按揉法适用于骨缝部穴位以及第2掌骨桡侧的刮拭。

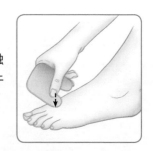

平面按揉法 ◄┄┄┄┄┄┄┄┄┄┄┄┄┄┄┄┄┄┄

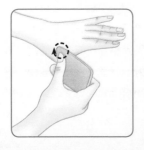

用刮痧板角部的平面以小于20°按压在穴位上，做柔和迟缓的旋转。刮痧板角部平面与所接触的皮肤始终不分开，按揉压力应当渗透到皮下组织或肌肉。这种刮法常用于手足全息穴区、颈后、背腰部全息穴区中疼痛敏感点的刮拭。

⑪ 刮痧疗法的简介

刮痧疗法是民间疗法的精华之一，也是祖国医学的重要组成部分。由于其具有简便易学、取材方便、操作简单、安全无副作用、疗效显著等特点，因此在民间广为流传，深受大众喜爱。特别是在当今医疗费用居高不下，生活养生越来越受到关注的情况下，越来越多的家庭开始采用这种方法进行自我保健和养生。

"痧"，一方面是指病邪的痧，这里泛指由于邪气侵入人体，孔窍闭塞、经脉阻塞、气血凝滞而产生的各种头晕头痛、耳热倦怠、胸口气闷、四肢乏力、上吐下泻等症。另一方面，痧也是病症的表现。这类疾病的表现多是体表出现各种红紫或紫黑的痧点或痧斑。这些大多是邪气闭阻不能外达的表现，能够用来帮助诊断和治疗。

刮痧的源头可追溯到旧石器时代。远古时候，当人们患病时，不经意地用手或石片在身上抚摩、捶击，有时竟然使疾病得到缓解。时间一长，自然形成了砭石治病法，这也就是"刮痧"的雏形。刮痧在古代又称"刮治"，到清代被命名为"刮痧"，一直沿用至今。

明代医学家张凤逵认为，毒邪由皮毛而入就会阻塞人体脉络，阻塞气血，使气血不畅；毒邪由口鼻吸入也会阻塞络脉，使气血不通。这时就可以运用刮痧疗法，将刮痧器具在经络穴位上进行刮拭，直到刮得皮下出血，使汗毛孔张开发汗，痧毒就这样被排出体外，从而达到治愈的目的。

简单地说，刮痧就是用手指或各种边缘光滑的工具，蘸上具有一定治疗作用的刮痧介质，在人体表面特定部位反复进行刮拭，使皮肤表面出现淤血点、淤血斑或点状出血，这就是所谓的"出痧"。如果用刮痧器具刮拭经络穴位，就可以通过良性刺激，使营卫之气得到充分发挥，经络穴位处充血，局部微循环得到改善，从而达到祛邪扶正、舒筋活络、祛风散寒、清热除湿、活血化淤、消肿止痛、增强抗病能力和免疫功能的作用。

（12）刮痧疗法的功效

从现代医学的角度讲，刮痧是通过刮拭一定部位来刺激皮下毛细血管和神经末梢，促使中枢神经系统产生兴奋，以此来发挥系统的调节功能。刮痧通过刺激局部毛细血管扩张，加强血液循环，增强抗病能力。

以上是从现代医学的角度说的，下面我们则着重从中医的角度来谈一谈刮痧疗法的功效。

● 镇痛作用

刮痧对头痛、神经痛、风湿痛等各种痛症都有良好的治疗效果，而且刮痧的镇痛作用跟一般的镇痛剂相比，具有见效快、作用持久、不用担心产生药物依赖的优点。最大的好处是不会对肝肾造成损害。

● 活血化淤

刮拭局部或相应腧穴，可以调节局部肌肉的收缩和舒张，调节组织间压力。刮拭的刺激作用可以使局部产生热效应，血得热则行，血液循环速度加快，促进刮拭组织周围的血液循环，增加血流量，从而可以改善局部新陈代谢，起到活血化淤、祛淤生新的作用。

● 调整阴阳

刮痧是通过腧穴配伍和一定的手法来实现平衡人体阴阳的治疗作用。刮痧治疗的关键就在于根据症状属性来调节阴阳的过盛或过衰，使机体保持"阴平阳秘"，恢复正常的生理功能，从而达到治愈疾病的目的。

● 发汗解表

刮拭皮肤表面，使皮肤出现充血，这时毛细血管扩张，也就是机体的腠理已经开泄，邪气就可以从开泄的腠理中泻出。由于刮痧促使汗腺充血，皮肤汗孔开泄，毛细血管扩张，血液及淋巴液循环加快，皮肤的渗透作用得到增强，有利于祛除邪气，使风寒、痰湿、淤血、脓毒等病邪排出体外。

● 美容排毒

在面部进行刮痧，可以使血管扩张，血流速度加快，使局部组织营养增强，促进皮肤组织细胞的生长，使体内所淤积的血液、秽浊之气得到代谢，达到去黑、去黄气的目的。清除了面部的有害物质，就能保持面部的红润细腻。

⑬ 刮痧适应证与禁忌证

刮痧疗法的治疗范围非常广泛，但是，刮痧也不是万能的，有些病症不宜进行刮痧。

刮痧适应证

内科病症
感冒发热、头痛、咳嗽、呕吐、腹泻、高温中暑、支气管炎、肺部感染、哮喘、心脑血管疾病、中风后遗症、遗尿症、胃炎、肠炎、便秘、高血压、眩晕、糖尿病、胆囊炎、肝炎、水肿、消化性溃疡、肾炎、肺心病、神经性头痛、血管性头痛、三叉神经痛、胆绞痛、胃肠痉挛、失眠、多梦、神经官能症、类风湿关节炎等

外科病症
急性扭伤、腰椎间盘突出症、足跟痛、脉管炎、毛囊炎、坐骨神经痛、肩周炎、落枕、慢性腰痛、风湿性关节炎、关节骨质增生、股骨头坏死、痔、皮肤瘙痒症、荨麻疹、痤疮、湿疹等

儿科病症
营养不良、食欲不振、生长发育迟缓、小儿感冒发热、腹泻、遗尿等

五官科病症
牙痛、鼻炎、鼻窦炎、咽喉肿痛、视力减退、弱视、青少年假性近视、急性结膜炎、耳聋、耳鸣等病症

妇科病症
痛经、闭经、月经不调、乳腺增生、产后缺乳、带下病、盆腔炎、乳腺炎、人工流产综合征等

保健
预防疾病、病后恢复、强身健体、减肥、美容等

刮痧禁忌证

禁刮病症
白血病、血小板减少、严重贫血、皮肤高度过敏、破伤风、狂犬病、心脑血管病急性期、肝肾功能不全等

禁刮人群
久病年老的人、极度虚弱的人、极度消瘦的人、囟门未合的小儿等

禁刮部位
皮肤破损溃疡处、疮头、未愈合的伤口、韧带及肌腱急性损伤部位，孕妇的腹部和腰骶部、妇女乳头，孕妇和经期妇女的三阴交、合谷、足三里等穴位，肝硬化腹水者的腹部等

禁刮情况
醉酒、过饥、过饱、过渴、过度疲劳等

⑭ 刮痧后的反应

刮痧后会出现一些"痧象"，患者也会出现一些身体反应，对于这些"痧象"和反应要区别对待，遇到不正常的反应要进行及时处理和补救。

刮痧后，对于局部皮肤有微热感、出现颜色不同、形状不一的痧象等反应，患者都不必惊慌，这些都是刮痧的正常反应。而对于出现疲劳、痧象两天后仍未消退甚至当场晕刮等现象则应积极防治，这些都是刮痧出现的不良反应。

刮痧反应	出现原因	正常/异常	如何处理	如何预防
刮拭部位出现不同颜色形态的痧，颜色有鲜红色、暗红色、紫色及青黑色。形态有斑块状、水疱样、包块状或结节状。	/	正常	/	/
刮痧半小时后皮肤表面的痧逐渐融合，呈现出一片的痧，深部色块样的痧逐渐消失。12小时后，色块样的痧变成青紫色或青黑色。	/	正常	/	/
5~7天后痧点慢慢消退。胸背部、上肢部、颜色较浅的痧都容易消退，腹部、下肢部、颜色较深的痧则不容易消退。	/	正常	/	/
刮痧24小时内有短时间疲劳反应，全身低热。	体质虚弱、刮痧时间过长、力度过重。	异常	适度休息即可恢复正常。	不用采取特别的预防措施，平时注意增强体质即可。
刮痧治疗结束后，刮拭部位皮肤出现肿胀、灼热等不适的感觉，两天后还没有消退。	刮拭时间太长，力度太重。	异常	可在刮痧24小时后进行局部热敷。	适当减少刮拭时间，减小刮拭力度。
患者出现头晕目眩、面色苍白、心慌、出冷汗、四肢发冷、恶心欲吐，甚至出现血压下降、神志昏迷。	患者存在紧张情绪，或者在空腹、过度疲劳等情况下进行刮痧，或者刮拭时间太长、力度太重，刮拭部位太多。	严重异常	停止刮拭，给患者喝温开水或糖水，用刮痧板角部点按百会穴、水沟穴、内关穴、足三里穴、涌泉穴。	消除对刮痧的紧张情绪；不要在空腹、熬夜、过度疲劳的状态下刮痧。

⑮ 各部位的刮拭方向和顺序

整体刮拭的顺序是自上向下，先头、背、腰部或胸、腹部，后四肢。腰背部及胸、腹部可根据病情决定刮拭的先后顺序。基本上按照头颈部→脊柱→胸部→腹部→四肢和关节的顺序来进行刮拭。每个部位一般先刮阳经，再刮阴经；先刮拭身体左侧，再刮拭身体右侧。

● 头部

头部有头发覆盖，所以刮拭时不用涂刮痧润滑剂。可使用刮痧板薄面边缘或刮痧板角部刮拭来增强刮拭效果，每个部位刮30次左右即可，刮至头皮有发热感为宜。

（1）刮拭头部两侧：从头部两侧太阳穴开始至风池穴，经过穴位为头维穴、颔厌穴、悬颅穴、悬厘穴、率谷穴、天冲穴、浮白穴、脑空穴等。

（2）刮拭前头部：从百会穴至前发际。经过穴位为前顶穴、通天穴、囟会穴、上星穴、神庭穴等。

（3）刮拭后头部：从百会穴至后发际。经过穴位为后顶穴、脑户穴、风府穴、哑门穴等。

（4）刮拭全头部：以百会穴为中心，呈放射状向全头发际处刮拭。经过全头穴位和运动区、语言区、感觉区等。

头部刮痧可以改善头部血液循环，疏通全身阳气，能够有效预防和治疗中风及中风后遗症、头痛、脱发、失眠、感冒等病症。

● 面部

因为面部出痧会影响美观，所以进行面部刮痧时，手法一定要轻柔，以不出痧为度，最好使用性质柔和、渗透性能好的面部刮痧油。刮拭时通常用补法，忌用重力进行大面积刮拭。方向应该是由内向外按肌肉走向刮拭。

（1）刮拭前额部：以前额正中线为基准分开，向两侧分别由内向外刮拭。经过的穴位包括鱼腰穴、丝竹空穴等。

（2）刮拭两颧部：由内向外刮拭。经过的穴位包括承泣穴、四白穴、下关穴、听宫穴、耳门穴等。

（3）刮拭下颌部：以承浆穴为中心刮拭。经过的穴位包括地仓穴、大迎穴、颊车穴等。

刮拭面部有养颜祛斑美容的功效。对眼病、鼻病、耳病、面瘫、雀斑、痤疮等五官病症有很好的疗效。

● 颈部

颈后高骨是大椎穴，为"诸阳之会"，刮拭时，用力要轻柔，应用泻法，不可用力过重，可以用刮痧板棱角刮拭，以出痧为度。肩部肌肉丰富，用力可以重些，从风池穴到肩髃穴，一次刮拭，中间不要停顿。一般用平补平泻手法。

（1）刮拭颈部正中线：从哑门穴到大椎穴。

（2）刮拭颈部两侧到肩部：从风池穴经肩井穴、巨骨穴至肩髃穴。

刮拭颈部，具有疏通经络、防止风邪入侵的作用。

● 背部

刮拭背部时要按照由上向下的方向，一般先刮背部正中线的督脉，再刮两侧的夹脊穴和膀胱经。应用轻柔的补法刮拭背部正中线，千万不可用力过大，以免伤及脊椎。最好用刮痧板棱角点按棘突之间。刮拭背部两侧时，要采用补法或平补平泻法，而且用力要均匀。刮拭时最好一气呵成，中间不要停顿。

（1）刮拭背部正中线：从大椎穴至长强穴。

（2）刮拭背部两侧：背部足太阳膀胱经循行路线，也就是脊柱旁开1.5寸以及3寸的位置。

刮拭背部，主治心、肺等疾病。对预防和治疗黄疸、胆囊炎、胆道蛔虫、急慢性肝炎、肠鸣、泄泻、便秘、脱肛、痢疾、肠痈等疾病有很好的疗效。

● 胸部

胸部的刮拭方向有两种，胸部正中线是从上向下，胸部两侧的刮拭是从内往外。对胸部正中线进行刮拭时，用力要轻柔，宜用平补平泻法。乳头处禁刮。

（1）刮拭胸部正中线：用刮痧板角部自上而下刮拭，从天突穴经膻中穴向下刮至鸠尾穴。

（2）刮拭胸部两侧：从胸部正中线由内向外刮，用刮痧板整个边缘由内向外沿肋骨走向刮拭，先刮左侧再刮右侧。刮拭中府穴时，宜用刮痧板角部从上向下刮拭。

胸部主要有心肺二脏，因此刮拭胸部可防治冠心病、慢性支气管炎、支气管哮喘、肺气肿等心肺疾病，另外还可预防女性乳腺炎、乳腺癌等。

● 腹部

腹部的刮拭方向大致是从上往下的。但是有内脏下垂的患者在刮拭时应从下往上，以免加重病情。空腹或饱餐后禁刮，急腹症者忌刮，神阙穴禁刮。

（1）刮拭腹部正中线：从鸠尾穴经中脘穴、关元穴刮至曲骨穴。

（2）刮拭腹部两侧：从幽门穴至日月穴。

腹部有肝胆、脾胃、膀胱、肾、大肠、小肠等脏腑，因此刮拭腹部可辅助治疗胆囊炎、慢性肝炎、胃及十二指肠溃疡、呕吐、胃痛、慢性肾炎、前列腺炎、便秘、泄泻、月经不调、不孕等病变。

● 四肢

刮拭四肢时，遇关节部位不可强力重刮。对下肢静脉曲张、水肿者应从下向上刮拭。皮肤如有感染、破溃、痣瘤等，刮拭时应避开。如急性骨关节创伤、挫伤之处不宜刮痧，但在康复阶段做保健刮痧可促进康复。

（1）刮拭上肢内侧部：方向是由上向下，尺泽穴可重刮。

（2）刮拭上肢外侧部：方向是由上向下，在肘关节处可作停顿，或分段刮至外关穴。

（3）刮拭下肢内侧部：方向是从上向下，委中穴可重刮。

（4）刮拭下肢外侧部：方向是从上向下，从环跳穴到膝阳关穴，由阳陵泉穴到悬钟穴。

四肢刮痧主治全身病症，如刮手少阴心经主治心脏疾病，刮足阳明胃经主治消化系统疾病。

● 膝关节

膝关节刮痧时宜用刮痧板棱角刮拭，刮拭关节时动作应轻柔。

（1）刮拭膝眼：刮拭前可用刮痧板的棱角点按膝眼。

（2）刮拭膝关节前部：膝关节以上的刮拭，从伏兔穴至梁丘穴；膝关节以下的刮拭，从犊鼻穴至足三里穴。

（3）刮拭膝关节内侧部：从血海穴刮至阴陵泉穴。

（4）刮拭膝关节外侧部：从膝阳关穴刮至阳陵泉穴。

（5）刮拭膝关节后部：从上往下刮拭，委中穴可重刮。

刮拭膝关节主治风湿性关节炎，膝关节韧带损伤、肌腱劳损等膝关节的病变。另外对腰背部疾病、胃肠疾病的治疗也有很好的疗效。

人体各部位的刮拭方向和顺序图表

顺序	人体	刮拭部位	方法	功效	防治	注意事项
1	头部	头部两侧 前头部 后头部 全头部	用刮板薄面边缘或刮板角部刮拭	改善头部血液循环，疏通全身阳气	中风、头痛、脱发、失眠、感冒	每个部位刮30次左右即可
2	面部	前额部 两颧部 下颌部	补法，刮拭方向为由内向外	养颜、祛斑、美容	眼病、鼻病、耳病、面瘫、雀斑、痤疮	手法轻柔，以不出痧为度
3	颈部	颈部后正中线	泻法	疏通经络	颈椎病、肩周炎	用力轻柔 一气呵成，中间不停顿
		颈部两侧到肩部	平补平泻法			
4	背部	背部正中线	补法	预防脏腑疾病	黄疸、胆囊炎、肝炎、肠鸣、泄泻、便秘、脱肛、痢疾、肠痈	用力轻柔 一气呵成，中间不停顿
		背部两侧	补法或平补平泻法			
5	胸部	胸部正中线	从上向下，平补平泻；从内向外，平补平泻	预防脏腑疾病	冠心病、慢性支气管炎、支气管哮喘、乳腺炎、乳腺癌	用力要轻柔，乳头处禁刮
		胸部两侧				
6	腹部	腹部正中线	从上往下	预防脏腑疾病	胆囊炎、慢性肝炎、胃及十二指肠溃疡、呕吐、胃痛、慢性肾炎、前列腺炎、便秘、泄泻、月经不调、不孕	空腹或饱餐后禁刮，急腹症者忌刮，神阙穴禁刮，有内脏下垂的患者在刮拭时应从下往上
		腹部两侧				
7	四肢	上肢内侧 上肢外侧 下肢内侧 下肢外侧	从上往下	通经活络	全身疾病	关节部位不可重刮，感染、破溃、痣瘤等处刮拭时应避开
8	膝关节	膝眼 膝关节前部 膝关节内侧 膝关节外侧 膝关节后部	用刮板棱角刮拭	舒筋理气	膝关节病变、腰背部疾病、胃肠疾病	刮拭关节时动作应轻柔

64

⑯ 刮痧常用体位

刮痧体位就是刮痧时，接受刮痧的患者所采用的体位。常见的刮痧体位有卧位、坐位、立位三种。

在进行刮痧治疗的时候，要掌握一定的方法，体位是一项重要的因素。刮拭患者不同的部位时也要采取不同的体位姿势，如坐位、卧位、俯位、仰位、侧位、屈曲位等。正确的姿势不仅能使患者在接受刮痧时比较舒适，还能增强刮痧的功效。

● 刮痧常用体位

类别	体位	具体姿势	动作要领	适用范围	原则
卧位	仰卧位	面部朝上平卧，暴露腹部及上肢内侧部	全身放松，双目微闭，呼吸均匀	刮拭头部、胸部、腹部和上肢内侧及前侧、下肢前侧及外侧等部位或穴位	医者可以正确取穴，施术方便，患者感到舒适自然，并能持久配合
	俯卧位	面部朝下平卧	两前臂持平，胸腹部放松贴床面	刮拭背部、腰骶部和下肢后面以及足底部等部位或穴位	
	侧卧位	患者面部朝向一侧，两膝微微屈曲，身体侧卧	两前臂置于胸前，两腿重叠微屈膝	刮拭一侧的面部、肩胛部、四肢外侧等部位或穴位	
坐位	正坐位	坐于凳子上，上身端正，肩膀自然放平	呼吸均匀，保持放松	刮拭胸部、前面肋间隙、腹部外侧等部位或穴位	
	仰靠坐位	仰靠在椅子上，暴露下颌缘以下喉软骨	头向后倾，拱腰收腹	刮拭头面部、颈前等部位或穴位	
	俯伏坐位	伏坐于凳上，暴露后背及项部	低头挺胸，腹部放松	刮拭脊柱两侧、头颈后面、肩胛部、腰骶部以及臀部等部位或穴位	
立位	站立位	自然站立，扶住椅背，露出背部	拱腰，臀部向后，两腿用力，脚前部蹬地	刮拭后腰部等部位或穴位	

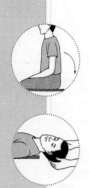

本章看点

- **头痛**
  多与脑部、五官疾病有关

- **眩晕**
  通常会使人站立不稳、头昏眼花

- **咳嗽**
  某些部位肌肉收缩，使肺内高压的气体喷射而出

- **呕吐**
  发作时常有心跳加速、腹部不适等感觉

- **胸痛**
  一般由胸部疾病引起，如肺癌、胸膜炎等

- **黄疸**
  以面目及全身皮肤发黄为特点，尤其是眼白发黄

  ……

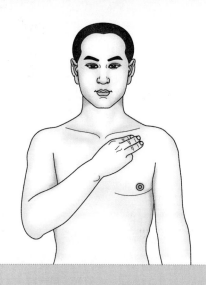

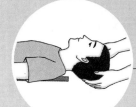

第二章
常见症状

在现代社会，人们的工作、生活压力很大，生活中一些小的不适感也常常会出现。这些疾病无论大小，都在时刻影响我们的健康。如果能够对这些疾病多些了解，比如了解它的发病原因、症状表现，就可以有针对性地选择药物，达到事半功倍的效果。

（17）头痛

头痛是临床上常见的症状之一，引起头痛的原因很多，其中有些是严重的致命疾患。在进行病因诊断时，往往十分困难。

● 病因

脑部疾病：如脑瘤、脑震荡、流行性乙型脑炎、脑出血、脑血管硬化、化脓性脑膜炎、结核性脑膜炎、脑瘤、颅内血肿等。

五官疾病：如散光、青光眼、中耳炎、乳突炎、鼻炎、咽炎、扁桃体炎等。

全身性疾病：如疟疾、血吸虫病、高血压、动脉硬化、神经衰弱、偏头痛、癔症等。

● 病症诊断

头痛发生的时间：高血压所致的头痛时间往往在晨间；脑瘤和副鼻窦炎所致的头痛时间一般在上午时比较剧烈；眼部疾病所导致的头痛常常在下午或晚上发生，或者经常发生在看书后。

前额头痛：常见于眼、鼻、咽部疾病，以及贫血和发热性疾病。头顶部头痛：常见于神经衰弱等。头侧部头痛：常见于耳部疾病、偏头痛以及癔症等。枕部头痛：常见于脑膜炎、高血压、尿毒症、癫痫和蛛网膜下腔出血等。

● 治疗方法

● 现代医学治疗

复方阿司匹林或氨非咖：每次1片，每日3次，用于一般性头痛。盐酸异丙嗪：每次25毫克，每日3次，有轻微头痛时可以选用。

● 中医治疗

（1）血淤头痛：川芎15克，白芷15克，煎服或研末吹鼻；全蝎5克，蜈蚣3条，地龙15克，焙干，研末吞服，每次5克，每日2次。

（2）肾虚头痛：视物模糊，耳鸣，头晕，腰背酸痛，苔薄、脉细无力，宜养阴补肾。熟地黄15克，党参15克，山药15克，杜仲15克，山茱萸5克，枸杞子15克，当归15克，水煎服，每日1剂。

（3）肝阳头痛：烦躁，易怒，头痛，失眠，苔薄脉弦，宜平肝息风。龙胆草15克，黄芩15克，钩藤20克（后下），牡蛎50克（先煎），磁石50克（先煎），川芎7.5克，夏枯草20克，水煎服，每日1剂。

◉ 头痛的诊疗与鉴别

● 头痛按摩法

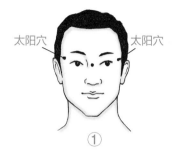
①

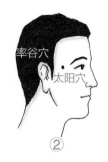
②

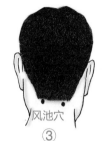
③

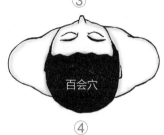
④

① **前额痛** 使用穴位：前额五点包括两边太阳穴、两边眉毛中点、两眼内侧与鼻根交界处。

② **偏头痛** 使用穴位：太阳穴（眉梢与外眼角中间）。

③ **后头痛** 使用穴位：风池穴（头后部两侧凹窝）。

④ **头顶痛** 使用穴位：百会穴（两耳尖直上连线与鼻中直上连线相交处）。

● 头痛鉴别诊断

病名	症状体征
流行性乙型脑炎	多发于夏、秋季节，发热，头痛，喷射式呕吐，随着病情发展，出现烦躁、昏迷、抽搐时有颈部抵抗
脑震荡后遗症	受伤后，有数分钟意识丧失，患者清醒后出现头晕、头痛等症状，可达数月或数年常无明显体征。发现脑肿瘤、脑脓肿、脑血肿，头痛呈持续性，逐渐加剧，可伴有喷射式呕吐，视力逐渐减退，可出现复视、面部麻木、面瘫等。眼底检查可发现视神经乳头水肿
流行性脑脊髓膜炎	多发于冬、春季节，起病急，高热，剧烈头痛，喷射式呕吐，很快进入昏迷，有颈部抵抗，抬腿试验、划足底试验阳性，胸腹部散在出血点，严重者可出现全身性淤斑
化脓性脑膜炎	一年四季均可发生，发热，头痛，呕吐，常有大叶性肺炎或中耳炎史。有颈部抵抗，抬腿试验、划足底试验阳性
青光眼	眼疼头痛，视力减退，看灯周围有色彩圈，可出现恶心呕吐，慢性者起病缓，可无临床表现，有眼压增高，角膜水肿，瞳孔扩大呈椭圆形
慢性鼻炎	鼻塞流涕，两侧鼻塞或左右交替，多为间歇性，常于平卧时加重，可有嗅觉减退

1. 精确取穴

神庭穴
　　该穴位于人体的头部，当前发际正中直上0.5寸即是。

丝竹空穴
　　该穴位于人体的面部，两边眉毛外端凹陷处即是。

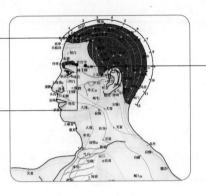

太阳穴
　　该穴位于人体的面部，耳郭之前，前额两侧，外眼角延长线的上方，两眉梢后凹陷处即是。

2. 推拿方法

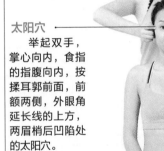

太阳穴
　　举起双手，掌心向内，食指的指腹向内，按揉耳郭前面，前额两侧，外眼角延长线的上方，两眉梢后凹陷处的太阳穴。

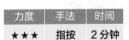

力度	手法	时间
★★★	指按	2分钟

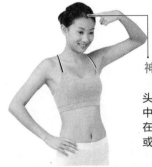

神庭穴
　　一只手举过头，手掌心朝下，中指指尖绷直，放在神庭穴上，揉按或掐按该穴。

力度	手法	时间
★★★	揉按	1分钟

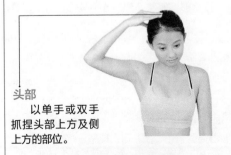

头部
　　以单手或双手抓捏头部上方及侧上方的部位。

力度	手法	时间
★★★	抓捏	5分钟

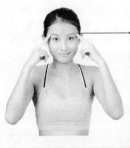

丝竹空穴
　　抬起双手，掌心向内，食指的指腹向内，其余四指自然并拢，以双手食指揉按两边眉毛外端凹陷处的丝竹空穴，有酸、胀、痛的感觉。

力度	手法	时间
★★	揉按	1分钟

(18) 眩晕

眩晕是目眩和头晕的总称，也就是感觉自身或外界的东西在旋转运动。眩晕通常会使人站立不稳、头昏眼花。

◉ 病因

脑部疾病：如脑瘤、脑血栓等。

心血管疾病：如高血压、低血压、动脉硬化等。

精神神经系统疾病：如癔症、神经衰弱、癫痫等。

耳部疾病：如前庭神经炎、迷路炎、晕船、晕车等。

◉ 病症诊断

眩晕与环境的关系：长期生活在嘈杂的环境中，耳源性眩晕可能性最大；在坐船或乘车时发生眩晕，运动病的可能性较大。

眩晕发生的情况：感觉到自身及周围环境在旋转，常见于脑部疾病；没有感觉外物及自身在旋转，只是站立不稳，常见于心血管疾病。

眩晕伴有的症状：伴有恶心呕吐，眼球震颤，应考虑是耳原性眩晕；伴有口吐白沫、抽搐等，应考虑癫痫；情绪激动时头晕加重，应考虑是高血压或动脉硬化。

◉ 治疗方法

◉ 现代医学治疗

氯氮䓬：每次10毫克，每日3次。三溴片：每次0.6～0.9克，每日3次。苯巴比妥：每次0.015～0.03克，每日3次。

眩晕发作时除用上述镇静剂外，还可以服用茶苯海明片，每次50毫克，每日1次；盐酸氟桂利嗪片，每次5～10毫克，每日1次；盐酸异丙嗪或氯丙嗪，每次12.5～25毫克，每日3次；山莨菪碱（654-2）注射液，每次10～20毫克，每日1次，静脉滴注。

◉ 中医治疗

（1）肝阳眩晕：急躁，容易发脾气，头晕头痛，舌苔薄黄，脉弦数，宜平肝潜阳。天麻7.5克，嫩钩藤20克（后下），珍珠母50克（先煎），磁石50克（先煎），夜交藤25克，龙胆草5克，水煎服，每日1剂。

（2）痰湿眩晕：头晕头重，胸闷恶心，舌苔白腻，脉濡滑，宜祛痰化湿。焦白术15克，姜半夏15克，茯苓15克，陈皮10克，白芷7.5克，水煎服，每日1剂。

眩晕的诊疗与鉴别

耳石后位疗法

第1步：患者正坐，慢慢平躺到床上。第2步：医生用手轻轻托住患者的后脑勺。第3步：医生将患者的头轻轻向左转45°，然后向右转45°，重复10次。第4步：患者将身体先向左侧身，然后向右侧身，重复10次。第5步：完成以上四步后轻轻将患者扶起，正坐5分钟。

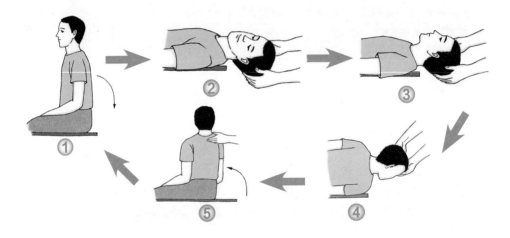

眩晕鉴别诊断

病名	症状体征
耳原性眩晕	突然发生眩晕，外界东西及自身感觉旋转，恶心呕吐，面色苍白，出汗，严重的会出现神志不清，眼球震颤
白血病	头晕，乏力，发热，鼻、牙龈、胃肠道、皮下、脑等部位均可出血，周围血液中可找到幼稚细胞，白细胞明显增生，肝脾可肿大
脑肿瘤	头痛头胀，眩晕加剧，常伴顽固性呕吐，站立不稳，眼球震颤，心悸。情绪激动后头晕加重，血压增高，心脏可向左扩大，心尖区可有收缩期杂音
动脉硬化	头晕，头痛，记忆力减退，脉弦紧，眼底血管硬化变细
缺铁性贫血	面色苍白，头晕目花，耳朵嗡嗡作响，心跳加速，两眼皮内及指甲血色变淡，红细胞及血红蛋白数量减少
再生障碍性贫血	头晕，面色苍白，皮下出血点，尿血，便血，红细胞、白细胞、血小板均减少

⑲ 咳嗽

咳嗽是人体的一种保护性呼吸反射动作。咳嗽的产生，是由于当异物、刺激性气体、呼吸道内分泌物等刺激呼吸道黏膜里的感受器时，冲动通过传入神经纤维传到延髓咳嗽中枢，引起咳嗽。咳嗽的动作是短促深吸气，由某些部位肌肉收缩，使肺内高压的气体喷射而出所致。随着急速冲出的气流，呼吸道内的异物或分泌物被排出体外。

● 病因

呼吸系统疾病：呼吸道各部位，如咽、喉、气管、支气管，以及肺的刺激性气体吸入，异物、炎症、肿瘤、出血等刺激均可引起咳嗽。

另外一些传染病和寄生虫病，如百日咳、白喉、肺结核、肺吸虫病等，也能令人咳嗽。

● 病症诊断

咳嗽出现的时间：早晨咳嗽加剧，常见于支气管扩张；夜间单声咳嗽，常见于肺结核。

咳嗽的具体表现：急性咳嗽常见于上大叶性肺炎、呼吸道感染等；慢性咳嗽常见于肺结核、慢性支气管炎等。

咳痰的性质和痰的多少：咳出大量的脓痰，常见于支气管扩张、肺脓疡；铁锈色痰常见于大叶性肺炎；泡沫性痰常见于支气管哮喘；粉红色痰常见于心力衰竭引起的肺水肿。

● 治疗方法

● 现代医学治疗

氯化铵（10%）：口服，每次5～10毫升，每日3次；或服用片剂，每次0.5～1克，每日3次，用于咳嗽，痰不易咳出的患者，尿毒症患者禁用。复方甘草合剂：口服每次10毫升，每日3次，用于一般咳嗽；若咯痰不畅，可加入氯化铵。

● 中医治疗

（1）燥火咳嗽：干咳，口唇咽喉干燥，舌边尖色红，宜清燥润肺。桑叶、杏仁、枇杷叶（去毛）、麦冬、北沙参各15克，水煎服，每日分上、下午服。

（2）风热咳嗽：咯痰不爽快或干咳，口干，咽喉疼痛，或有发热，舌苔薄黄，脉滑数，宜清热化痰。桑叶、菊花、杏仁各15克，甘草5克，桔梗7.5克，连翘15克，薄荷5克（后下），芦根50克（去节），水煎服。

咳嗽的诊疗与鉴别

民间偏方——刮痧

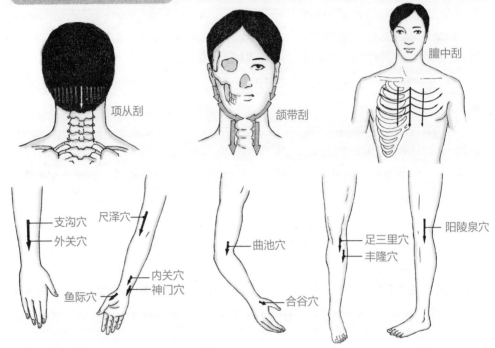

项从刮
颌带刮
膻中刮
支沟穴
外关穴
尺泽穴
内关穴
神门穴
鱼际穴
曲池穴
合谷穴
足三里穴
丰隆穴
阳陵泉穴

任选以上穴位的一穴或者多穴进行刮痧治疗均可缓解咳嗽症状。

咳嗽鉴别诊断

病名	症状体征
上呼吸道感染	突然发病，流涕，咳嗽，鼻塞，发热，畏寒，鼻有分泌物，咽部充血
肺吸虫病	咳嗽，咯血。本病发生多有地方性，痰中可找到肺吸虫虫卵
支气管扩张	长期慢性咳嗽，大量脓痰，体位改变时更多，经常痰中带血或咯血，查体有少量干性或湿啰音
支气管癌、肺癌	年龄在中年以上，咳嗽少痰，痰中带血，胸痛，很快消瘦，晚期可出现恶病质，放射线检查有助于明确诊断
支气管肺炎	多见于老年人及小孩，发热干咳，或咯黏液浓痰，严重者可出现气急、紫绀。初期查体有少量干啰音，以后湿啰音增加，可出现密集细小湿啰音及捻发音

图解常见病特效自疗一学就会

● 取穴推拿

1. 精确取穴

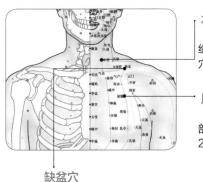

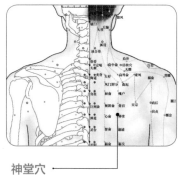

水突穴
胸锁乳突肌前缘，人迎穴与气舍穴连线的中点。

屋翳穴
位于人体的胸部，乳头直上，第2肋间隙即是。

缺盆穴
人体的锁骨上窝中央，前正中线旁开4寸即是。

神堂穴
人体背部，第5胸椎棘突下旁开3寸即是。

2. 推拿方法

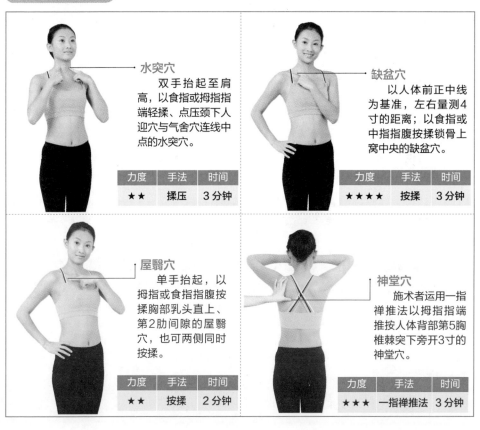

水突穴
双手抬起至肩高，以食指或拇指指端轻揉、点压颈下人迎穴与气舍穴连线中点的水突穴。

力度	手法	时间
★★	揉压	3分钟

缺盆穴
以人体前正中线为基准，左右量测4寸的距离；以食指或中指指腹按揉锁骨上窝中央的缺盆穴。

力度	手法	时间
★★★★	按揉	3分钟

屋翳穴
单手抬起，以拇指或食指指腹按揉胸部乳头直上、第2肋间隙的屋翳穴，也可两侧同时按揉。

力度	手法	时间
★★	按揉	2分钟

神堂穴
施术者运用一指禅推法以拇指指端推按人体背部第5胸椎棘突下旁开3寸的神堂穴。

力度	手法	时间
★★★	一指禅推法	3分钟

20 呕吐

呕吐是胃内食物反入食管，经口吐出的一种现象。呕吐发作时常有出汗、心跳加速、脸色苍白和腹部不适或疼痛的感觉，开始时吐出胃里残渣，之后甚至可以呕出胆汁。

● 病因

中枢性呕吐：如流行性乙型脑炎、流行性脑脊髓膜炎、脑血管疾病、脑肿瘤等。

周围性呕吐：有胃炎、胃溃疡、胃穿孔、胃癌、肠梗阻、腹膜炎等。

● 病症诊断

呕吐与恶心的关系：呕吐时没有感觉恶心，呕吐后并不感到轻松，常见于中枢性呕吐；呕吐时感觉恶心，呕吐后感到恶心暂时缓解，常见于周围性呕吐。

呕吐物的性质：呕吐物有酸臭味及隔日的食物，见于幽门梗阻；混有胆汁或粪便，见于肠梗阻；混有血液，说明呕吐剧烈，使胃黏膜少量出血。

呕吐物的量：少量呕吐可能是胃神经官能症及妊娠呕吐；大量呕吐可能是幽门梗阻。

● 治疗方法

● 现代医学治疗

阿托品，每次0.3毫克，每日3次；复方颠茄片，每日3次，每次1~2片；维生素B_6：每次10~20毫克，每日3次。

● 中医治疗

制半夏15克，生姜4片，煎汤内服；把生姜捣成汁，涂在舌尖上。或者直接服用生姜汁。

（1）外邪犯胃：若出现发热、恶心呕吐、脉浮的现象，宜祛邪和胃。藿香15~25克，紫苏15~25克，厚朴7.5克，姜半夏10克，水煎服，每日1剂。

加减法：食滞加六曲15克，焦山楂15克；若口苦、胸闷加竹茹10克，黄连2.5~5克；若呕吐清水，苔白腻，去藿香、紫苏，加桂枝7.5克，白术15克。

（2）脾胃虚弱：若出现倦怠乏力、恶心呕吐、饮食不振、苔薄、脉濡、大便稀薄的现象，宜温中健脾。党参、白术、半夏各15克，干姜5克，炙甘草7.5克，水煎服，每日1剂。

加减法：吐清水加吴茱萸5克；舌质红加山药15克，莲子肉15克，去干姜。

呕吐的诊疗与鉴别

指压内关穴止呕吐

因小痛引起呕吐，可用中指压内关穴止呕。内关穴在掌后（掌面方向）2寸处，尺桡骨之间，压至有酸胀感，即说明力度已达穴位，约1分钟即止呕吐。

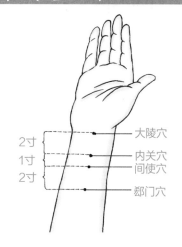

2寸 ——— 大陵穴
1寸 ——— 内关穴
2寸 ——— 间使穴
——— 郄门穴

呕吐鉴别诊断

病名	症状体征
结核性脑膜炎	高热，头痛，呕吐，昏迷，有结核病史，散发于四季
慢性胃炎	上腹部疼痛，饭后有灼热感和饱腹感，食欲不佳，口臭，嗳气，上腹部可有压痛
胃下垂	上腹部有下坠感，食欲不佳，有时可出现恶心、呕吐。体质较瘦，常伴有肝、肾等内脏下垂
溃疡病	溃疡病引起幽门梗阻时出现明显呕吐，平时有慢性、节律性、周期性上腹部疼痛，上腹部有压痛。幽门梗阻时可有震水音
胃穿孔	上腹部突然剧烈疼痛，常发生于饱餐后，有溃疡病史，腹肌紧张如板样
胃神经官能症	恶心、呕吐频繁，甚至厌食，常伴有头痛、上腹不适等症状
急性阑尾炎	转移性右下腹疼痛，发热，恶心，呕吐，右下腹阑尾点有局限性触痛、反跳痛
肠梗阻	腹部有阵发性绞痛，大便秘结，呕吐出胆汁或粪液，腹部有压痛，可见到肠型及蠕动波
急性传染性肝炎	发热，恶心，呕吐，厌食油腻，体温下降时有的出现黄疸，小便如红茶，肝轻度肿大，有压痛

㉑ 胸痛

胸痛是常见的症状，一般由胸部疾病引起。胸痛的严重程度与引起胸痛的原因不一定有确切的关系，如胸部带状疱疹可产生剧烈胸痛，而急性心肌梗死所致的胸痛有时并不很严重。

● 病因

胸腔脏器疾病：如肺癌、胸膜炎、气胸、心绞痛、心肌梗死、食管肿瘤等。

胸壁疾病：如肋软骨炎、肋骨骨折、皮炎、肌炎、肌间神经炎、带状疱疹等。

腹腔脏器疾病：如胰腺炎、急性胆囊炎等，也可放射到胸部引起疼痛。

● 病症诊断

疼痛部位：胸膜炎的疼痛常位于胸侧部；肋间神经痛的部位则沿肋间分布；外伤的胸痛常见于外伤的部位；心绞痛常位于胸骨下或心前区，并常放射到左肩和左臂内侧。

疼痛性质：神经痛常为针刺样或刀割样，骨痛呈酸痛或锥痛，肌肉痛呈酸痛样，急性食管炎的疼痛呈灼热痛，心绞痛常感觉到压迫感和窒息感。

● 治疗方法

● 现代医学治疗

胸痛时，无论有无发热现象，都可选用镇痛片，每次1片，每日3次；吲哚美辛片，每次25毫克，每日2～3次；或用吡氧噻嗪，20毫克，每日1次，口服或肌内注射；若疼痛剧烈，出冷汗，或伴有血压下降，可选用延胡索乙素，每次100毫克，每日3次；或口服盐酸哌替啶片，每日3次，每次50毫克，或肌内注射50～100毫克。

● 中医治疗

揉华盖穴、膻中穴，2～3分钟；于膏肓俞穴和膈俞穴采用揉法或摩法1～2分钟。如果是肋骨骨折或带状疱疹者则不宜进行推拿。

（1）气滞：刺痛以胸胁为主，或有胸闷，苔薄，治宜疏肝理气。金铃子15克，延胡索20克，广木香7.5克，制香附、广郁金各15克，枳壳7.5克，水煎服，每日1剂。

（2）血淤：胸痛，苔薄，舌质有紫块，脉律不齐，宜活血祛淤。当归25克，丹参25克，赤芍15克，桃仁10克，每日1剂，水煎服。若兼有气滞者可加香附、郁金、青皮。

看图了解胸痛

诊断胸痛的程序

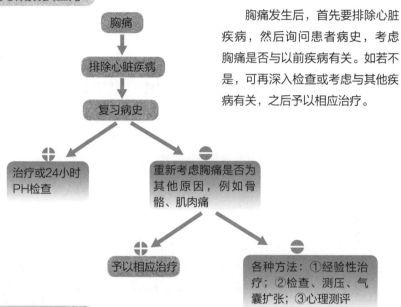

胸痛发生后，首先要排除心脏疾病，然后询问患者病史，考虑胸痛是否与以前疾病有关。如若不是，可再深入检查或考虑与其他疾病有关，之后予以相应治疗。

胸痛鉴别诊断表

病名	症状体征
带状疱疹	疱疹沿着胸部肋间神经分布，从背后向前蔓延，疼痛剧烈，疱疹呈带状分布
肋间神经痛	沿着胸部肋间神经分布的部位有刺痛，往往在咳嗽和深呼吸时加重，无明显阳性体征，发现有外伤史，局部疼痛处有压痛、血肿，可察听及骨摩擦音
气胸	胸痛，伴有呼吸困难，感觉吸气不足，紫绀，患侧呼吸音减弱，叩诊呈高清音。有胸部外伤史，胸闷，呼吸困难
胸腔积液	患侧呼吸音减弱，叩诊呈实音，心及气管移向健侧
胸膜炎	胸痛在咳嗽、呼吸时加重，可有发热、咳嗽、呼吸困难等症。患侧叩诊呈浊音，呼吸音减弱，语颤减弱
心包炎	心前区疼痛，伴发热、出冷汗和疲乏，可出现呼吸困难及咳嗽、心率加快，可听到心包摩擦音
心绞痛	有心脏病病史，多见于中老年人，胸痛时心前区有压迫感，疼痛可放射到左肩和左臂，伴出冷汗，心电图检查有助于诊断

22 黄疸

黄疸，是以面目及全身皮肤发黄为特点，以眼白发黄为主要特点。在检查是否患有黄疸时，应在充足的自然光线下进行。

● 黄疸的病因

如蚕豆病、黑尿热、先天性溶血性黄疸、传染性肝炎、肝脓肿、肝癌以及胰头癌、胆石症等都能引起黄疸。

● 病症诊断

黄疸的色调：橘黄色常见于传染性肝炎，柠檬色常见于中毒性肝炎，棕黄色常见于亚急性黄色肝萎缩，黄绿色常见于肝癌，褐黑色常见于肝硬化等。

小便的颜色：出现黄疸后，深黄色尿常见于疟疾；咖啡色尿常见于溶血性黄疸；红茶色尿常见于传染性肝炎；黑色尿常见于黑尿热或肝癌等。

大便的颜色：出现黄疸后，大便颜色加深，常见于溶血性黄疸；大便颜色变淡，如陶土色，常见于阻塞性黄疸；大便颜色深浅不一，常见于肝细胞性黄疸。

腹痛：右上腹疼痛，常见于肝炎；阵发性或突发性右上腹绞痛，或向背部放射者，常见于胆石症；持续性剧烈疼痛，常见于肝癌等。

● 治疗方法

● 现代医学治疗

除了对具体的病因治疗外，常用的保肝药物如下。

葡醛内酯，每日3次，每次0.1克，可用于肝炎、中毒性肝炎、肝硬化等；谷氨酸，每日3～4次，每次2～5克，可防止肝昏迷；水飞蓟素，每次2片，每日3次，3个月为1个疗程，主要用于慢性、迁延性肝炎。

● 中医治疗

（1）气滞血淤：黄疸长期不退，有右上腹剧烈疼痛，苔薄，舌质有紫块，宜理气化淤。穿山甲（先煎）、土茯苓各25克，蒲公英、石见穿、半边莲各50克，柴胡15克（醋炒）、制香附各15克，水煎服，每日1剂。

（2）寒湿：如果出现食欲不佳、脘闷或腹胀、黄色晦暗、大便稀薄的症状，宜温化寒湿。焦白术15克，茵陈蒿50～100克，干姜5克，甘草7.5克，淡附片5～15克（先煎），每日1剂，水煎服。

看图说黄疸

黄疸症状流程图

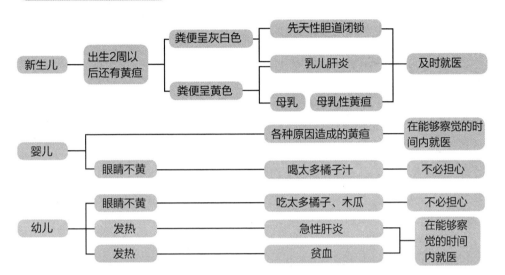

黄疸鉴别诊断表

病名	症状体征
传染性肝炎	多见于儿童及青年，有肝炎接触史，常有发热，恶心，呕吐，食欲不振，厌食油腻，右上腹不适或疼痛，乏力，肝脏轻度肿大、质软、有压痛
中毒性肝炎	有药物中毒史，如磷、锑等，一般可见食欲不佳、恶心、呕吐等症，在停药后，黄疸也逐渐消退，肝区有压痛
肝硬化	有肝炎史或血吸虫病史，乏力，消瘦，食欲不佳，可见腹水，肝脾肿大、质地坚硬，蜘蛛状痣，肝掌等
肝脓疡	有阿米巴痢疾史，或有败血症史，发热，肝区有压痛，黄疸，肝肿大、压痛明显，超声波检查有助于诊断
肝癌	黄疸不断加深，进行性消瘦，恶病质，多见于老年
胆囊炎	发热或有寒战，右上腹阵发性或突发性绞痛，可向右肩背部放射，黄疸可反复出现，右上腹有明显压痛，可触及胆囊
先天性溶血性黄疸	慢性，常见于儿童，常有家族史，由情绪等刺激而诱发，头痛，恶心，四肢酸痛，发热，贫血，酱油样尿

㉓ 水肿

水肿是指血管外的组织间隙中有过多的体液积聚，为临床常见症状之一。与肥胖不同，水肿表现为手指按压皮下组织少的部位时，有明显的凹陷，不能马上恢复。水肿可分为全身性水肿和局部性水肿。

● 水肿的病因

心源性水肿，常见于充血性心力衰竭、心包炎等；肾源性水肿，常见于肾小球肾炎、肾盂肾炎及肾病综合征等；肝源性水肿，常见于病毒性肝炎、肝硬化等；营养不良性水肿，常见于低蛋白血症、维生素B_1缺乏症等；结缔组织病所致的水肿，常见于红斑狼疮、硬皮病及皮肌炎等。

● 病症诊断

全身性水肿，见于肾炎，心力衰竭；眼睑或颜面水肿，见于肾炎早期，局部感染和小儿百日咳；身体上部水肿，见于纵膈肿瘤和动脉瘤等；胸、腹壁或腰部水肿，如伴有发红和压痛，则为局部感染所致；两侧下肢水肿，见于肾炎、心力衰竭、妊娠及卵巢囊肿压迫静脉时；水肿限于一侧下肢，见于淋巴管阻塞、丝虫病或蜂窝织炎等。

● 治疗方法

● 现代医学治疗

氨苯蝶啶，每次50毫克，每日3次；呋塞米注射液，每次20～40毫克，每日1次，肌内注射或者静脉滴注；氯噻酮，每次100毫克，隔日1次，可用于心源性、肝源性和肾源性水肿。妊娠水肿禁忌应用。

● 中医治疗

大蒜去皮4个，田螺去壳4只，车前子15克，以上各药研末制成饼，贴在脐中，用胶带固定。

（1）水湿：水肿，按之凹陷，尿少，胸闷，倦怠，苔白腻，脉缓，宜通阳利水。桂枝、白术各15克，茯苓、猪苓、泽泻各25克，桑白皮、大腹皮各50克，水煎服，每日1剂。加减法：汗出恶风者加防己25克，黄芪15克。

（2）湿热：局部水肿，发红发热，苔薄脉数，宜清热利湿。蒲公英50克，金银花25克，连翘、茯苓各15克，水煎服，每日1剂。

看图了解水肿

肾病综合征水肿形成的发病机理示意图

　　肾病综合征水肿的形成和患者本身发生尿蛋白和低蛋白血症有着直接密切的联系。当肾病综合征患者发生水肿时，不仅仅是眼睑、面部、四肢及脚踝等肢体受累，随着肾病病情的恶化进展，水肿可波及患者的全身，胸腔、腹腔、心包、肺等人体重要内脏均可出现水肿（即积液）。这时候肾病综合征患者的治疗需要进行全身系统的综合治疗，这大大增加了肾病综合征治疗的难度。因此，已检查出大量蛋白尿的肾病综合征患者一定要积极采取有效救治措施，方能阻止更多并发症的出现。

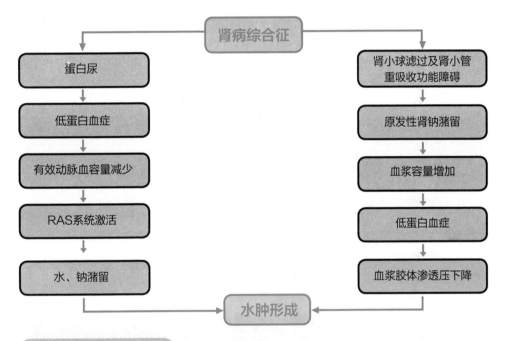

水肿鉴别诊断表

病名	症状体征
肝硬化	水肿缓起，以腹水及下肢水肿较为明显，有黄疸、乏力、消瘦、食欲不振，有肝炎及血吸虫病等病史，肝脾肿大，质地坚硬，蜘蛛痣，肝掌，腹壁静脉怒张
急性肾炎	水肿骤起，由眼睑布及全身，血压增高，大量蛋白尿及血尿，2周前有链球菌感染史，全身水肿
慢性肾炎	水肿缓起，可反复发作，某些患者有急性肾炎史，乏力，腰酸，食欲不振，恶心，面色苍白

㉔ 肝脾肿大

即肝和脾均增大。肝、脾一般在肋下能触及，当内脏下垂或横膈下降或深吸气时，肝、脾才能被触及，但不超过肋下1厘米，且质地较软。肝脾肿大常见于慢性肝炎、伤寒、血吸虫病、肝硬化早期、白血病等。肝肿大与脾肿大可在同一疾病中出现；有的疾病则单独出现肝或脾的肿大；有的疾病随着病情发展到晚期，脾肿大非常明显而肝反见缩小。

● 肝脾肿大的病因

肝脏肿大，以肝脏肿大为主的疾病有肝炎、肝脓疡、肝癌、肝包虫病，以及心力衰竭引起的肝淤血等；脾脏肿大，以脾脏肿大为主的疾病有疟疾、血吸虫病、伤寒、黑热病、肝硬化等。

● 病症诊断

心率：心率很快，呼吸困难，下肢水肿，常见于心力衰竭引起的肝淤血。发热：隔1日或隔2日发热，伴有寒战、出汗，常见于疟疾；长期不规律发热，体温出现反复升降，常见于黑热病。黄疸：疟疾、肝炎可出现黄疸；肝癌则黄疸进行性加深。腹痛：右上腹疼痛可见于肝炎、肝硬化；右上腹剧烈疼痛可见于肝癌。出血：皮肤出血，常见于白血病和血小板减少性紫癜；鼻出血常见于黑热病；食管静脉破裂出血，常见于肝硬化。

● 治疗方法

● 现代医学治疗

如果脾脏肿大十分明显，则应该考虑手术治疗。

● 中医治疗

（1）气滞：肝脾肿大，质地较软，两肋作痛，苔薄脉弦，宜理气通络。青皮、陈皮各7.5～15克，制香附、藿香各15克，枳壳7.5克，丹参20克，水煎服，每日1剂。

（2）血淤：肝脾肿大，压之疼痛，蜘蛛痣，面色黯黑，毛细血管充血，苔薄舌紫，宜活血化淤。杜红花7.5克，五灵脂、川芎、乌药、桃仁、延胡索各15克，水煎服，每日1剂。

加减法：正气已虚，应加入党参、当归、白术各15克。

肝脾肿大鉴别诊断表

病名	症状体征
肝淤血	有心脏病、心力衰竭等病史，气急，紫绀，上腹部饱满或隐痛，颈静脉怒张、搏动明显，心脏扩大并有杂音
血吸虫病	生活在血吸虫病流行地区，有河水接触史，下痢，腹水，肝脾肿大，肝脏质硬、表面有颗粒状结节，蜘蛛痣，腹壁静脉曲张
肝包虫病	多见于畜牧区，自觉症状很少，有时上腹部有饱满感，肝脏轻度肿大，触诊有囊性感觉
中华分支睾吸虫病	多见于广东，有食生鱼史，全身乏力，精神不振，食欲不振，腹泻，有的可出现黄疸，肝肿大，大便中可找到中华分支睾吸虫虫卵
黑热病	见于长江以北，有不规则发热，体温每天可有2次升降，消瘦，贫血，脾脏随病情呈进行性肿大，肝脏轻度或中度肿大
伤寒、副伤寒	多见于夏秋季，持续发热，食欲不振，表情淡漠，脉缓，玫瑰色皮疹，肝脾轻度肿大、质地柔软、可有压痛
白血病	长期发热，贫血，乏力，有出血倾向，肝脾肿大，周围血中可找到幼稚细胞，全身浅表淋巴结肿大
血小板减少性紫癜	皮下点状出血，乌青块，分布不一，多于躯干，贫血，脾肿大，血小板减少，束臂试验阳性
淋巴瘤	有周期性发热，寒战，乏力，盗汗，体重减轻，全身淋巴结肿大，脾肿大

调理肝脾之穴位

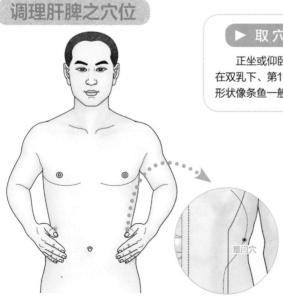

▶ 取穴技巧

正坐或仰卧，双手掌心向下，指尖朝下，放在双乳下、第11肋。用拇指、食指直下掌根处，形状像条鱼一般肉厚处所按穴位，即是章门穴。

章门穴，意思是指肝经的强劲风气在此风停气息，如同由此进入了门户一样，故称为"章门"。每日按压此穴2次，能够调节肝脾二脏，对肝气郁结、肝脾肿大有妙效。

程度	指法	时间/分钟
轻		1~3

本章看点

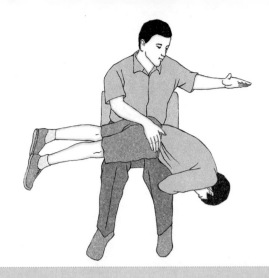

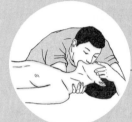

第三章
常见急症

　　所谓急症，其特点就是发病很急，且来势汹汹，如果不能够妥善处理，很有可能发展为更严重的疾病，甚至死亡。面对这种情况，我们所要做的就是在专业人员没赶来前，没有治疗设备的时候，及时做出最有效的处理，为患者赢得宝贵的救治时间。

㉕ 腹痛

　　腹痛是一种常见的病症，指由于各种原因引起的腹腔内外器官的病变，而表现为腹部的疼痛。腹痛可分为急性与慢性两类。急性腹痛的特点是发病突然，发展迅速，大部分此症患者须尽快手术治疗，所以被称为"急腹症"。急性腹痛是多种疾病的共同症状，由于病因不同，腹痛的部位、性质及体征等均具有不同的特点。在诊断和鉴别诊断上，要透过腹痛的现象看清疾病的实质。因此要问清患者病史，仔细做好一般检查，再结合必要的化验检查，深入分析研究检查结果，才能得出早期的正确诊断。

● 病症诊断

　　腹痛部位：要明确腹痛开始和现在所在的部位。要求患者用手指头指出腹痛最剧烈的部位和范围。一般说来，腹痛的固定部位，大多是病变的部位。比如，左上腹部疼痛多为胃的疾病；右上腹部疼痛多为肝和胆道的疾病；右下腹部疼痛多为回盲部的疾病（如阑尾炎、肠结核等）；左下腹部疼痛多为结肠的疾病（如细菌性痢疾等）；脐周疼痛多为小肠的疾病（如肠梗阻、蛔虫病等）。如先有局部疼痛而后向全腹发展，多为阑尾、胃、肠、胆囊等穿孔而并发弥漫性腹膜炎。

　　腹痛时间：突然发生的腹痛，常见有胃溃疡穿孔、肠梗阻、胆道蛔虫病等；逐渐加剧的腹痛，常见的则为急性阑尾炎、急性胆囊炎等。

　　腹痛性质：阵发性腹痛多见于梗阻；持续性腹痛多见于炎症以及内出血；持续性腹痛伴阵发性加剧者，则为炎症伴有梗阻，如急性胆囊炎、胆石症、绞窄性肠梗阻等。绞痛则多为梗阻；钝痛和胀痛多见于炎症。

● 治疗方法

● 现代医学治疗

　　严密观察患者的全身情况，如体温、脉搏、血压等；局部体征的变化，如腹痛、压痛、肌紧张的程度和范围等。要早期预防和治疗休克。采取禁食、输液、半卧位、抗感染等基本治疗措施。止痛可肌内注射阿托品0.5毫克，但必须禁用吗啡类药物。腹胀患者应置放胃管，用注射器不断抽出胃肠内的气体和液体。

● 中医治疗

　　针刺足三里、阳陵泉、太冲、合谷等穴；
　　若经过一定时期的严密观察而病情仍未好转，或反而加剧者，应及时考虑送医院做腹部探查。

看图说腹痛

腹痛部位分布图

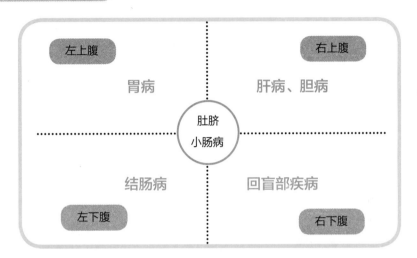

常见急性腹痛疾病鉴别诊断

病名	发病情况与过去病史	腹痛部位	腹痛性质	腹部体征	体温	消化道症状	化验及检查
急性阑尾炎	逐渐发生	始于上腹部或脐周，转移至右下腹	持续性疼痛，伴轻度阵发性加剧	右下腹阑尾点局限性压痛，反跳痛，肌紧张	体温轻度升高	恶心，呕吐	白细胞计数增高
急性胆囊炎、胆囊结石	常突然发生于多食油腻后的晚上	中上腹或右上腹	持续性疼痛或阵发性绞痛，向右肩胛部放射	右上腹有压痛，肌紧张，肝区常有叩击痛，有时可触及胆囊	高热，可伴有寒战	恶心，呕吐，可出现黄疸	白细胞计数增高
宫外孕破裂	突然发生，伴有休克，有月经过期史，阴道流血，且常有多年不育史	先在下腹一侧，然后发展到全腹	持续性痛，常向肩部放射	一侧下腹部有明显压痛，但肌紧张较轻，可有移动性浊音	一般正常	腹泻。	血红蛋白、红细胞水平下降

取穴推拿

精确取穴

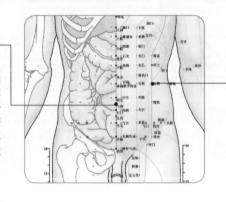

气海穴

位于体前正中线，脐下1寸半的位置即是该穴。仰卧位，施术者右手食指和中指并拢，食指横放于肚脐处，则中指边缘与体前正中线相交的位置即是气海穴。

大横穴

人体的中腹部，距脐中4寸，正坐或仰卧，右手五指并拢，手指朝下，将拇指放于肚脐处，则小指边缘与肚脐所对的位置即是该穴。

推拿方法

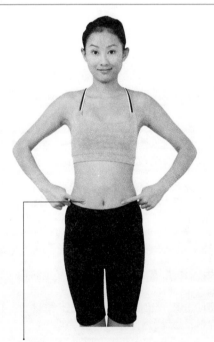

大横穴

以两手中指指尖垂直下压（此时吸气、缩腹效果更佳）揉按大横穴，有胀痛的感觉。

力度	手法	时间
★★	揉按	5分钟

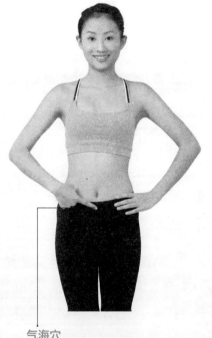

气海穴

以单手中指指腹着力，点揉、振颤气海穴。

力度	手法	时间
★★	点揉、振颤	5分钟

26 高热

发热是多种疾病的常见症状。高热在临床上属于危重症范畴。引起高热的原因有很多，下列几种疾病是临床上比较常见的疾病：急性血吸虫病、疟疾、流行性感冒、流行性乙型脑炎、麻疹、肺炎、急性扁桃体炎、流行性脑脊髓膜炎、伤寒及副伤寒、肾盂肾炎、败血症、细菌性痢疾、急性乳腺炎、产褥热、丹毒等。

● 病症诊断

了解患者起病的缓急、起病的季节，以及当地传染病的流行情况，有无接触史，还有发热的高低、热型、发热的时间长短和经过等。

伴随的主要症状：呼吸系统疾病常有咳嗽、咯痰、胸痛等症状，消化系统疾病常有腹痛、腹泻、恶心、呕吐等症状，泌尿系统疾病常有尿频、尿急、尿痛、腰酸等症状，风湿病常有关节红、肿、热、痛等症状。

● 治疗方法

● 现代医学治疗

卧床休息，大量饮水，必要时或不能口服者可给静脉补液。吃易消化而富有营养的饮食，保持大便通畅。

物理降温：用冷水毛巾敷头部，或用50%酒精擦浴。

药物降温：用复方阿司匹林口服，或用柴胡注射液2毫升，肌内注射。小儿还可用50%安乃近液滴鼻。重病者应用药物降温须慎重，一般先给小剂量，以免出大汗而致虚脱。

镇静：高热、烦躁不安（尤其是小儿）应给镇静剂，如氯丙嗪或盐酸异丙嗪，25毫克口服或肌内注射。

● 中医治疗

针灸：针刺曲池、外关、合谷、大椎等穴，刺少商、十宣等穴出血。

（1）风寒。以鼻塞流涕、形寒怕冷、骨节酸痛、口淡为主症，苔薄，舌质正常，治宜祛风散寒。荆芥、羌活各15～25克，柴胡7.5～15克，桔梗5～10克，水煎，每日1剂，分2次服。

（2）热毒。以高热、咽痛、口干或有皮疹为主症，苔薄，舌红，治宜清热解毒。大青叶、板蓝根、拳参各30～50克，连翘15～25克，每日1剂，水煎，分2次服。

发热的临床特征与鉴别

发热的临床过程及特点与病理生理的联系

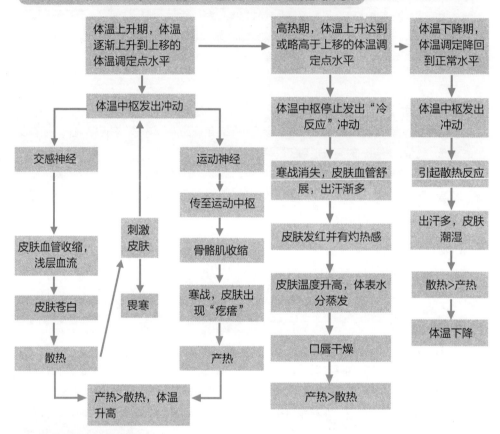

| 体温上升期，体温逐渐上升到上移的体温调定点水平 | 高热期，体温上升达到或略高于上移的体温调定点水平 | 体温下降期，体温调定降回到正常水平 |

体温中枢发出冲动

交感神经 → 运动神经

刺激皮肤

皮肤血管收缩，浅层血流

皮肤苍白

畏寒

散热

传至运动中枢

骨骼肌收缩

寒战，皮肤出现"疙瘩"

产热

产热>散热，体温升高

体温中枢停止发出"冷反应"冲动

寒战消失，皮肤血管舒展，出汗渐多

皮肤发红并有灼热感

皮肤温度升高，体表水分蒸发

口唇干燥

产热>散热

体温中枢发出冲动

引起散热反应

出汗多，皮肤潮湿

散热>产热

体温下降

高热鉴别诊断

病名	发病情况	症状体征
上呼吸道感染、流行性感冒	突然发病，有受冷史	鼻塞，流涕，全身不适，咳嗽，若同一地区有许多人出现相同症状，应考虑流行性感冒，伴有咽部充血、鼻有分泌物
流行性腮腺炎	多发于冬、春季节	腮腺部肿胀，或有头痛、呕吐，或有睾丸肿胀、疼痛，以耳垂为肿胀中心，有压痛，腮腺管口红肿
传染性肝炎	有接触史	食欲不振，恶心呕吐，乏力，上腹部不适，有的热退时出现黄疸、肝肿大，肝区有压痛，小便黄如浓茶，小便有泡沫，呈黄色
败血症	有感染史	头痛，寒战，常伴有恶心、呕吐、腹泻，皮下有出血点，肝脾肿大、压痛，轻度黄疸

拔罐选穴与治疗方法

精确取穴

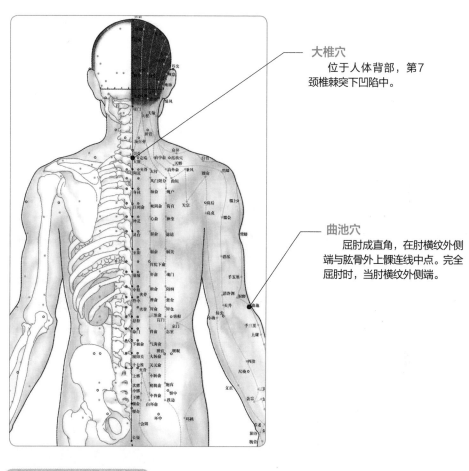

大椎穴
位于人体背部，第7颈椎棘突下凹陷中。

曲池穴
屈肘成直角，在肘横纹外侧端与肱骨外上髁连线中点。完全屈肘时，当肘横纹外侧端。

选穴及操作步骤

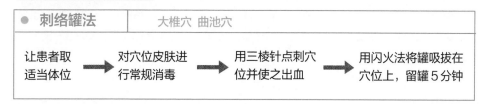

● 刺络罐法	大椎穴 曲池穴		
让患者取适当体位 →	对穴位皮肤进行常规消毒 →	用三棱针点刺穴位并使之出血 →	用闪火法将罐吸拔在穴位上，留罐5分钟

(27) 小儿惊厥

惊厥是大脑皮层功能的暂时紊乱,表现为突然发作的全身性或局限性肌群强直性和阵挛性抽搐,多数伴有意识障碍。惊厥是小儿时期常见的急症,由于小儿大脑的发育尚未完善,兴奋易于扩散,所以常常发生惊厥现象,其发病率为成人的10倍,尤以婴幼儿多见。

● 病症诊断

临床表现:患者突然发病,而且发作时间短暂,肌肉阵发性痉挛,四肢抽动,两眼上翻,口吐白沫,牙关紧闭,口角牵动,呼吸不规则或暂停,面部与口唇发绀。可伴有意识丧失,大小便失禁。

小儿惊厥应着重寻找原因。必须详细采集病史,仔细检查,包括神经系统检查,结合必要的实验室及辅助检查综合分析。

● 治疗方法

● 现代医学治疗

退热:安乃近,每次5~10毫克/千克体重,肌内注射;同时可冷敷头部、冷盐水灌肠或温水擦浴,协助降温。止痉:安定,每次0.2~0.3毫克/千克体重,最大剂量不超10毫克,直接静注,速度l毫克/分钟,用后1~2分钟发生疗效。静注有困难者,可按每次0.5毫克/千克体重保留灌肠,安定注射液在直肠迅速直接吸收,通常在4~10分钟发生疗效。

● 中医治疗

神昏者可点按人中穴,拿风池、肩井、曲池、内关、外关、承山等穴。

高热者:推脊300~500次。

草药单方:

金线吊葫芦5克,钩藤10克,水煎服;七叶一枝花、金线吊葫芦各2.5克,研末,凉开水送服,每日3次;白颈红蚯蚓(截断取跳得高的一段)6~8条,浸入白糖内,蚯蚓即化为水,取糖水蚯蚓内服。

表证:发热初起,无汗,突然惊厥,舌淡红,苔薄白者,宜解表、清热、熄风。蝉衣、菊花各7.5克,竹叶10克,荆芥、淡豆豉、大力子各15克,金银花、连翘各20克,钩藤(后入)20克,薄荷(后入)5克,煎汤服。可同时吞服小儿回春丹,每次3~5粒,每日2~3次。

小儿惊厥的家庭护理与鉴别

小儿惊厥家庭护理

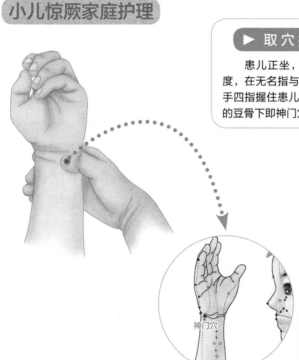

▶ 取穴技巧

患儿正坐，伸手、仰掌，屈肘向上约45度，在无名指与小指掌侧向外方，父母用另一手四指握住患儿手腕，弯曲拇指，指甲尖所到的豆骨下即神门穴。

神，神魂、魂魄、精神的意思；门，指出入之处。此处穴位属于心经，心藏神，因此能够治疗神志方面的疾病。

程度	指法	时间/分钟
适度		3~5

小儿惊厥鉴别诊断

发热否	颅内疾病	颅外疾病
发热惊厥	急性：各种化脓性脑膜炎；脑炎、脑型小儿麻痹症；继发于各种传染病后的脑炎（如水痘、腮腺炎、麻疹等） 慢性：结核性脑膜炎；脑脓肿	呼吸道，上呼吸道感染、扁桃体炎、肺炎；消化道，细菌性痢疾、中毒性消化不良；泌尿道感染；特种传染病，败血症、疟疾、猩红热、麻疹；创伤感染，破伤风
无热惊厥	颅内出血，如新生儿颅内出血、脑震荡；大脑发育不全，如脑积水、小头畸形；肿瘤，如脑瘤、脑水肿，如高血压脑病；癫痫	代谢性疾病，如婴儿手足搐搦症、血糖过低、尿毒症；中毒，食物如白果、杏仁等；药物如酒精、阿托品、奎宁等；精神因素，如癔症

（28）呼吸困难

呼吸困难是呼吸功能不全的一个重要症状。患者有呼吸不畅、缺氧的感觉和各种呼吸困难的特征，如鼻翼颤动、开口呼吸，同时有呼吸次数、深度、节律的改变。重症患者常被迫采取端坐位（端坐呼吸）或半卧位，过度缺氧时还会发生紫绀。

● 病因

心力衰竭、支气管哮喘、肺炎、重度肺结核、肺气肿、异物阻塞、胸腔积液或气胸，尿毒症、糖尿病昏迷、农药中毒等，以及脑血管意外、癔症、重度贫血等都可导致呼吸困难。

● 病症诊断

意识障碍甚至昏迷，呼吸慢而深，有时患者的呼吸由浅渐深，再由渐变浅，然后停止片刻或数秒钟，又周期性地由浅至深，再变浅而暂停。这种不规则呼吸称为潮式呼吸，常见于脑循环障碍、糖尿病昏迷、有机磷农药中毒等患者。

吸气期呼吸困难：呼吸慢而深，肋间肌、膈肌等呼吸肌高度紧张，胸骨上窝、锁骨上下窝、胸廓下部及上腹部吸气时凹陷。常见于呼吸道阻塞，如吸入异物、炎症（急性喉炎、白喉）、肿瘤等病时。

呼气期呼吸困难：呼吸次数增减无定，肺部两侧可听到较多干啰音，常见于支气管哮喘。

吸气及呼气呼吸困难：呼吸次数增多，有明显胸痛时呼吸较浅，常见于肺炎、胸腔积液、气胸等。

● 治疗方法

● 现代医学治疗

可用50毫升针筒套上橡皮细管吸痰，如喉阻塞时可考虑进行气管切开术，有条件可吸入氧气。

保持安静，卧床休息。可应用少量镇静药，如盐酸异丙嗪12.5～25毫克，口服或肌内注射；苯巴比妥0.015～0.03克口服，均为每日3次。

呼吸兴奋剂：洛贝林注射液3毫克，肌内注射，或尼克刹米注射液0.25～0.5克，肌肉或静脉注射，必要时可重复应用。

呼吸困难的诊疗与鉴别

穴位治疗呼吸困难

在患者突然出现呼吸困难，喘不上气来时，可以用手指按住图中所指的任意一个穴位，可以预防患者晕倒。同时，拨打急救电话。

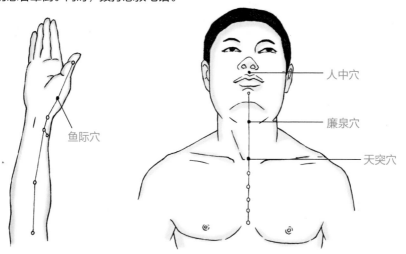

人中穴

廉泉穴

天突穴

鱼际穴

呼吸困难鉴别诊断

病名	病史	症状体征
支气管哮喘	有反复发作史	发作时以呼气困难为主，咳嗽，咯泡沫痰，两肺可听到干啰音
哮喘性支气管炎	有支气管炎史	咳嗽，痰黄色，伴有发热、畏寒，两肺可听到散在干啰音，还可听到细小湿啰音
肺气肿	有慢性咳嗽及支气管、哮喘史	长期咳嗽，气促，肺部叩诊呈高清音，呼吸音低，心音轻，可有筒状胸
胸膜炎	常有结核病史	发热，咳嗽，胸痛，每于呼吸及咳嗽时疼痛加剧，患侧呼吸音降低或消失，叩诊呈实音，气管及心脏向健侧移位
肺及纵隔肿瘤	中年以上人群多患此病	干咳，胸痛，短时间内很快消瘦，晚期可出现恶病质，放射线检查有助于诊断

(29) 异物

本节着重介绍眼内（结膜、角膜）异物、鼻腔异物、咽异物、气管异物和耳道异物。

● 结膜、角膜异物

结膜、角膜异物是指灰末、小昆虫、金属碎块及木屑等异物意外进入眼角膜或结膜所致的一种眼科急症。飞入眼内的灰尘、细砂粒等附着在结膜囊，不侵入角膜的，称结膜异物；如果铁屑、砂粒等物附着或嵌入角膜，则称角膜异物。

治疗方法

结膜异物大多位于上睑结膜面及穹窿部，但亦可以附着在其他部位。应在光线明亮处翻转眼皮，找到异物后，用生理盐水棉签或清洁手帕、棉花揩去。

对于角膜异物，有的嵌得较深，可用1%丁卡因滴眼2～3次麻醉以后，用盐水棉签揩去。如无效，可用异物针或以注射针头剔去，需注意不要伤及角膜，观察是否有铁屑残留。异物剔去后用0.5%氯霉素眼药水或其他眼药水滴眼，防止继发感染。

● 鼻腔异物

鼻腔异物是鼻腔内外来的物质。鼻腔外来物质可分为下列3种类型：非生物类，如纽扣、泥土等；植物类，如豆类、花生等；动物类，如昆虫。

治疗方法

对鼻腔前部的圆形光滑异物不可用鼻镊夹取，以免将异物推至鼻腔深部，甚至坠入喉内或气管中，而发生窒息危险。须用弯钩或曲别针，自前鼻孔伸入，经异物上方达异物后面，然后向前钩出。对小儿患者须将其全身固定，以防挣扎乱动，必要时可用全身麻醉。为避免异物吸入喉和气管内，宜取平卧头低位；对不能钩出的较大异物，可用粗型鼻钳夹碎，然后分次取出。

● 咽异物

咽部异物是耳鼻喉科常见急症之一，易被发现和取出，如处理不当，常延误病情并发生严重并发病。较大异物或外伤较重者可致咽部损伤。

异物取出术

角膜缘切口前房异物取出术

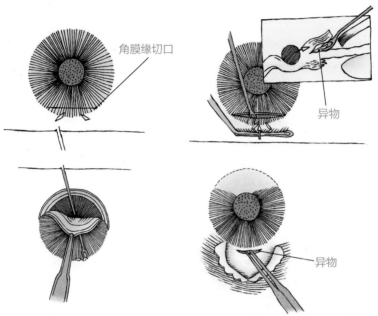

异物进入角膜缘时，不要慌张，不可用手搓揉眼睛。畏光者可用眼罩或墨镜遮盖受伤眼睛。眼睛疼痛时，可用1%丁卡因或4%可卡因滴眼。立即送医院眼科接受手术，去除异物。

咽部异物取出术

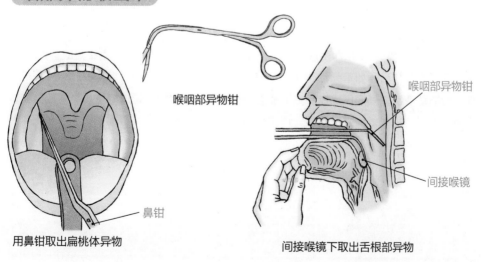

用鼻钳取出扁桃体异物　　　　　　间接喉镜下取出舌根部异物

● 治疗方法

咽部异物，如扁桃体、咽侧壁较小的异物，可用镊子夹出。

位于舌根、会厌、梨状隐窝等处的异物，可在间接或直接喉镜下用异物钳取出。

鼻咽部异物，须先用探针触诊和X线检查，以确定异物位置、大小、形状和硬度，然后牵引软腭，用鼻孔弯钳取出异物。取出时应采取仰卧、低头位，以防异物坠入下呼吸道或被咽下。

已发生咽部感染者，应先用抗生素控制炎症，再取出异物。已有咽旁或咽后脓肿形成者，经口或颈侧切开排脓取出异物。

● 气管异物

气管异物是指各种异物造成口、鼻、咽、喉、气管，甚至支气管的阻塞，导致通气功能障碍，甚至死亡。常见的异物有豆类、花生、小硬币、小玩具、小纽扣等。

● 治疗方法

如果确定或强烈怀疑有气道异物的患者，应做气管镜检查。如发现异物，即行取出。气道异物是一种紧张而又高度危险的疾病，异物随时可以嵌顿喉部，而使患者窒息死亡。如异物突然堵塞声门，呼吸阻断，应立即将气管切开。在没有气管切开的条件下，可以将孩子头向下，脚朝天倒提，然后用手指到口内去挖。此时孩子定有呕吐或咳嗽，有时异物会自行落出。

● 耳道异物

耳道异物多见于儿童。成人多为挖耳或外伤时所遗留。亦见于虫类侵入而造成。异物分三类：非生物类，如石头、小玩具等；植物类，如豆类、种子等；动物类，如昆虫。

● 治疗方法

若异物为活的动物，须先行杀死或麻醉后用镊子钳出，或用小钩钩出或冲洗法冲出；若植物性异物，禁用冲洗法，以防受潮膨胀；光滑的异物，禁用钳子钳取，以防越钳越深而伤及鼓膜；如异物嵌顿在外耳道深部，不能取出，可经耳后切口，除去外耳道部分骨质后取出；耳道已继发急性炎症者，宜先予抗炎治疗，待炎症消退后再取异物；钳取异物时，头部必须绝对固定，以免损伤耳道和鼓膜。孩子等不配合者，可在全身麻醉下进行取出。

气管阻塞急救法

气管阻塞的孩子：救助者坐着将孩子俯伏在双腿上，让其胸廓横过膝而下垂，这样可使孩子的胸部和头部低悬。一只手扶住孩子外侧，用另一只手有节律地拍击其两肩胛间的背部，使气道内阻塞物脱离原位。如果孩子开始咳嗽，则暂停拍背。若孩子咳嗽变弱，应重复上述过程。

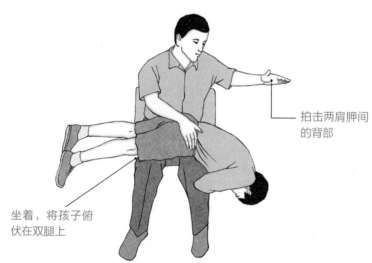

拍击两肩胛间的背部

坐着，将孩子俯伏在双腿上

气管阻塞的成人：救助者站在患者的背后，用双臂围抱患者的腰部，一手握拳，拇指侧顶住其脐上2厘米，远离剑突，另一手抱拳，连续向内、向上猛压6～10次。然后，站在患者面前，一手拇指与其他四指将其嘴撬开，抓住舌头从咽后部拉开，另一手食指沿颊内侧探入咽喉取出异物。

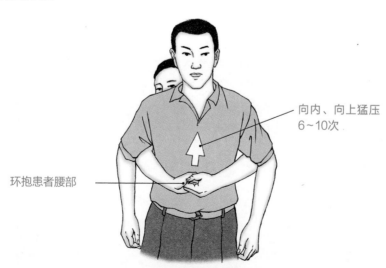

向内、向上猛压6～10次

环抱患者腰部

㉚ 气胸

空气进入胸膜腔造成积气状态称为气胸。此时胸腔内压力升高，甚至由负压变成正压，使肺脏压缩，静脉回心，血流受阻，产生不同程度的肺心功能障碍。气胸分为创伤性气胸和自发性气胸两类。创伤性气胸多见于肋骨骨折，或由刀、枪、子弹、针刺穿破胸膜所致；自发性气胸多为肺结核、肺气肿等疾病发展的结果。临床上按气胸的表现，又可分成闭合性、开放性和张力性三种，尤以后两种较为严重。如不及时处理，可发生休克而导致死亡。

● 病症诊断

大多起病急剧，突然出现胸痛、呼吸困难、面色苍白或紫绀。严重者可有冷汗、心率加快、血压下降、休克等症状。体检时创伤周围常可触及皮下气肿，心脏大血管向健侧移位，患侧肺部叩诊呈鼓音，听诊呼吸音降低或消失，健侧增高。

● 紧急处理

气胸治疗原则在于根据气胸的不同类型适当进行排气，以解除胸腔积气对呼吸、循环所生成的障碍，使肺尽早复张，恢复功能。

镇静、止痛：可口服可待因，每次15～30毫克；必要时可皮下或肌内注射哌替啶50～100毫克；避免深呼吸和咳嗽；呼吸困难者可给氧气；有休克者按休克处理。

● 治疗方法

抽气治疗：少量气体，无明显症状者可不必抽气，能自行吸收。有呼吸困难和心脏受压迫者，应立即抽气。方法：取半卧位，在患者前胸壁靠近腋前线第2肋或第3肋间，用大号针头刺入胸膜腔，针头基底接一段橡皮管。如无气胸仪器，则可用大号针筒抽气。抽气量视病情而定，如症状明显好转即可停抽。张力性气胸因胸膜腔内压力大于大气压，紧急急救时可立即在上述部位插入粗针头放气。

创口处理：开放性气胸，应迅速用棉垫或大块凡士林纱布填塞创口，使其不漏气，形成闭合性气胸。待病情好转后，应及早清创，缝合创口。同时可注射破伤风抗毒素1500单位，以预防破伤风感染。另外，还应根据创口污染的程度，酌情用抗生素预防感染。

经上述处理无效时，则应考虑闭式胸腔引流术或转院施行外科手术开胸探查，以缝合漏气裂口。

气胸的诊疗

气胸穿刺法

患者取半卧位，穿刺点选在左锁骨中线第2~3肋间。消毒皮肤后，抽取2%利多卡因5毫升在穿刺点进行局部浸润麻醉。后以左手食指与中指固定穿刺部位的皮肤，右手将穿刺针的三通活栓转到与胸腔关闭处。在麻醉处刺入，打开三通活栓进行抽气。每次抽气800~1000毫升。

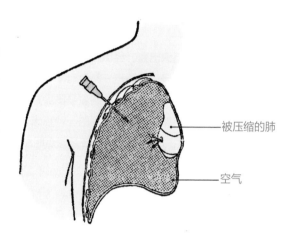

被压缩的肺

空气

缓解气胸所致胸痛的按摩方法

> ▶ 取 穴 技 巧
>
> 正坐或仰卧，将右手三指（食指、中指、无名指）并拢，放在胸窝上，中指指腹所在的锁骨外端下即是中府穴。

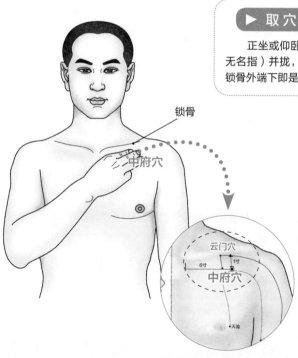

锁骨

中府穴

云门穴

6寸

1寸

中府穴

天池

此穴名中府，肺、脾、胃合气于此穴，故名。中府穴在针灸经络上是肺与脾的经络交会之处，故可以除胸烦，缓解气胸所致的胸痛。

程度	指法	时间/分钟
适度		1~3

(31) 咯血

在医学上，血液自心、血管腔外出，称为出血。流出的血液逸入体腔或组织内者，称为内出血，血液流出体外称为外出血。本节着重介绍的是外出血中比较常见的咯血。

气管、支气管、肺组织出血，经口腔排出，称为咯血。咯血量的多少视病因或病变的性质而异，大量咯血时血液自口鼻涌出，常可阻塞呼吸道，造成窒息或严重失血而危及生命；小量咯血有时仅痰中带血，常被忽视。咯血量多少并不一定与疾病的严重程度成正比，小量咯血，尤其是持续痰中带血，可能是肺癌的一种临床表现。因此不仅对大量咯血要采取有效措施，进行止血及抢救；对小量咯血者也应及时查明原因，妥善处理。

● 病症诊断

咯血前常有咽喉发痒或血腥气；咳出血液为鲜红色，泡沫状，常混有痰；咯血停止后可有持续性痰血；粪便颜色正常；有呼吸系统疾病病史或心脏病病史。但是，若大量咯血，血液吞入胃中，也可使大便发黑。

● 治疗方法

● 现代医学治疗

镇静与镇咳：苯巴比妥30毫克，每日3次；咳嗽厉害时可用喷托维林25毫克，每日3次，口服。

止血药：维生素K注射液38毫克，每日2～3次，肌内注射；安特诺新注射液10毫克，每日2～3次，肌内注射。

● 中医治疗

（1）肝火：反复咯血，血色鲜红或痰中带血，宜降气、凉血。紫苏子、牡丹皮各15克，侧柏炭20克，茜草根、鲜生地各25克，煎服，每日2次。

加减法：咳嗽有痰加杏仁15克。

（2）热毒：咯血而咳痰腥臭的患者，宜解毒排脓。桃仁20克，茜草根、冬瓜子、薏苡仁各25克，鱼腥草、鲜芦根各50克，煎服，每日2次。

（3）血淤：咳嗽、咯血、心悸、气急、紫绀，宜活血化淤。红花10克，紫苏子、桃仁各15克，藕节炭、丹参各25克，煎服，每日2次。

咯血的诊疗与鉴别

对症按摩

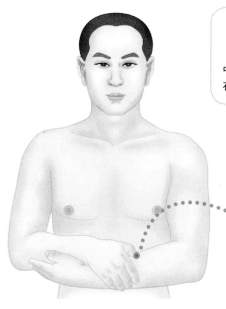

▶ **取穴技巧**

手臂向前，仰掌向上，以另一手握住手臂中段处，拇指指甲垂直下压处即是孔最穴。左右各有一穴。

本穴位于前臂掌面桡侧，尺泽穴与太渊穴连线上，腕横纹上7寸处。对于咯血来说，按压孔最穴配鱼际穴，能够起到清热止血之功效。

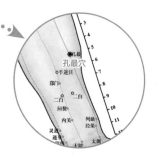

咯血鉴别诊断

病名	病史	咯血及咳痰	体征	X线检查
肺结核	可有乏力、消瘦、午后低热、盗汗等症状，或症状不明显	血色鲜红，或为血丝痰，多为干咳。当有空洞形成后，痰量增加且呈脓性	有时可听到细湿啰音，或呼吸音减弱	可发现肺部结核病灶
支气管扩张	有长期咳嗽、咳痰及反复肺部感染史，或有反复咯血史	满口鲜血或痰中带血。或兼痰量甚多，为黄脓样或带臭气	多在胸下部及背部听到散在性湿啰音	可正常，或见肺纹增粗增深
肺脓肿	有吸入异物、昏迷呕吐、口腔外科手术后感染物吸入史，有高热、乏力、食欲减退，或有胸痛气急等症状	痰中带血或大量鲜血；痰初为泡沫状，以后变为脓性，臭味较浓	可能不明显，或在病变部位呼吸音减低，有湿啰音，如空洞形成，可听到空洞音	初期可见局部致密阴影，脓肿形成后有脓腔液出现

㉜ 呕血与黑粪

呕血与黑粪为上消化道（食管、胃、十二指肠或胆道）出血的表现。大多数是溃疡病和肝硬化（食管及胃底静脉曲张破裂）的并发症。一次出血量超过60毫升时，可出现黑粪（呈柏油样）。如出血量较多，可同时伴有呕血。若出血速度慢，血在胃中停留较久，呕出的血为深棕色；若出血量大且速度快，则呕出的血呈鲜红色，便血为暗红色。

● 病症诊断

呕出鲜红色（或紫褐色）血液，或红豆汤一样的液体，排出漆黑色的成形大便或稀糊成柏油样的大便。根据病史、体检可查出引起呕血与黑粪的疾病。

● 治疗方法

● 现代医学治疗

患者情绪紧张者可施给镇静剂，如苯巴比妥钠注射液0.1克，肌内注射，或30毫克口服，每日3次。

止血剂：可用维生素K注射液38毫克，每日2~3次，肌内注射；或安特诺新注射液10毫克，每日2~3次，肌内注射。

溃疡患者可给解痉剂，如颠茄合剂10毫升，每日3次；或阿托品0.3毫克，每日3次。同时给碱性药，如氢氧化铝凝胶5~8毫升，每日3次。如是食管及胃底静脉曲张破裂出血，且血红蛋白并不过低者，可用垂体后叶素10单位，加入50%葡萄糖溶液20毫升中，缓慢静脉注射，或用20单位加入5%葡萄糖溶液500毫升中，静脉滴注。

● 中医治疗

（1）翻白草15~25克，白茅根50~100克，六月雪25~50克，马兰根25~50克，水煎，药汤送服血余炭（研细），每次5~10克。

（2）仙鹤草100克，煎服，每日2~3次。

（3）白芨粉5~7.5克，吞服，每日3~4次。

（4）紫珠草100克，水煎服；或紫珠草溶液20毫升，口服，每日3次。

（5）灶心土100克，煎汤代水，生地黄25克，生地榆20克，黄芩炭20克，白芨、炒白术各15克，煎服，每日2次。

便血的诊疗与鉴别

便血的穴位按摩

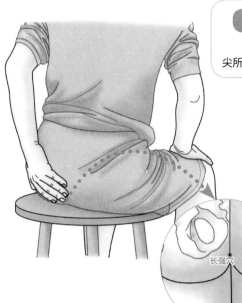

> ▶ **取穴技巧**
>
> 正坐，上身前俯，伸左手至臀后，中指尖所在位置即是长强穴。

长强是指胞宫中的高温高压水湿之气由此穴位外输体表。按摩这个穴位，能够促进直肠的收缩。长期按压此穴，具有通任督、调肠腑的作用，对于便血、脱肛、痔疮有很好的治疗作用。

长强穴

程度	指法	时间/分钟
轻		1~3

呕血与黑粪鉴别诊断

病名	出血情况	病史	症状体征
溃疡病	呕血或黑粪，以黑粪多见，出血量多少不等	有反复发作的上腹部节律性疼痛病史	或有胃部嘈杂、泛酸，上腹部可有压痛、有壁龛或十二指肠球部畸形
肝硬化	（胃底及食管静脉曲张）主要表现为呕血，血色鲜红，量常很大	有肝炎、血吸虫病史或饮烈酒史	有上腹部不适、食欲不佳、肝区疼痛、腹胀、乏力等症状。皮肤出现蜘蛛痣，出现肝掌，肝脾肿大，腹壁静脉曲张，腹水，食管及胃底静脉曲张
胃癌	持续性黑粪，较常见	食欲不佳，上腹部不适及进食后疼痛，恶心呕吐，年龄多在40岁以上	迅速消瘦，上腹部有肿块，左锁骨上淋巴结肿大，腹水，恶病质，胃充盈缺损

33 中暑

中暑俗称"发痧"，是指在日光下曝晒、高温和热辐射的长时间作用下，机体体温调节障碍，水、电解质代谢紊乱及神经系统功能损害的症状的总称。包括热痉挛、热衰竭、热射病，可以单独出现，亦可合并出现。有脑血管疾病的患者、耐热能力差的老弱者及产妇等，尤易发生中暑。

● 中暑的病因

中暑的原因有很多。在高温作业的车间工作，如果加上通风差，则极易发生中暑；露天作业时，受阳光直接曝晒，再加上大地受阳光的曝晒，使大气温度再度升高，使人体体温调节功能紊乱而引起中暑；在公共场所、家族中，人群拥挤而集中，产热集中，散热困难，而易引起中暑。

中暑是一种威胁生命的急症，若不给予迅速有力的治疗，可引起抽搐和死亡，甚至发生永久性脑损害或肾功能衰竭。核心体温达41℃是预后严重的体征；体温若再略为升高一点，常可致死。老年、体弱和酒精中毒者，预后较差。

● 治疗方法

● 现代医学治疗

首先要做的是迅速撤离引起中暑的高温环境，选择阴凉通风的地方休息；解开衣扣和裤带，把上身稍垫高，然后先用温水敷头部及擦患者全身，后用冰水或井水敷患者的头部。同时，给患者降温，按摩其四肢及皮肤，以促进血液循环，增加散热。如患者神志清醒，给饮大量糖水、盐水、苏打水等。

● 中医治疗

重拿合谷穴、内关穴、人中穴，以醒为度；然后拿委中穴，按足三里穴1分钟，待其清醒后，取坐姿，再拿风池穴15～20次。

（1）热盛伤阴：发热，口干，舌质绛红，脉细数，宜清热生津。鲜竹叶15～25克，生石膏50克（先煎），麦冬10～15克，石斛15～20克，甘草12.5克，水煎，每日分2次服。

（2）气分实热：高热，无汗，口干而渴，脉洪大，宜清解气热。生石膏50～100克（先煎），知母15～25克，甘草7.5～15克，香薷10克，水煎。

中暑的诊疗与鉴别

刮痧治中暑

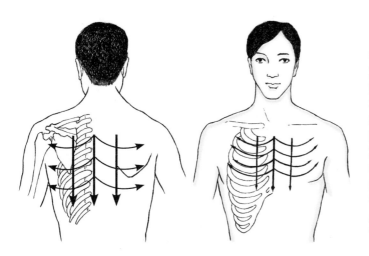

如果患者病情较重，有发热、发冷、头痛、胸腹胀痛、呕吐下泻，甚至昏迷的现象时，用瓷质或较钝的片状用具，蘸上冷水，刮其脊柱两侧、颈部、胸胁、肩臂及膝关节处，待皮肤出现红紫色后，再用棉花蘸上食用油涂擦。

先刮后背20下，再刮前胸20下，可缓解中暑症状。

中暑鉴别诊断

类型	诊断要点
热射病	在烈日下工作，头部受阳光照射过久；出现剧烈头痛、头晕、眼花、耳鸣、恶心、呕吐、神精兴奋或昏睡；体温不高或轻度升高
热痉挛	在高温环境工作，大汗；开始仅小腿肌肉抽搐，接着出现强烈痉挛，四肢及骨骼肌均可出现痉挛，并伴有口干、尿少、乏力、头晕、恶心等症状
虚脱型中暑（热衰竭）	在高温环境工作；先有头晕、恶心，后昏倒，面色苍白，呼吸浅表，皮肤发冷，脉搏细数，血压下降，瞳孔散大，神志不清，甚至昏迷；体温一般正常
高热型中暑	生活和工作环境闷热；多发生于老年人；起病前常有四肢酸痛、头晕思睡、食欲减退、胸闷心烦、口渴、恶心等前驱症状；高热，皮肤干燥无汗；严重者出现神志昏迷、呕吐、腹泻、尿少、呼吸不匀、心律不齐、抽搐、血压下降

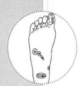

本章看点

- ## 上呼吸道感染
  鼻、鼻旁窦、咽、咽鼓管、会厌、喉等部位的感染

- ## 支气管扩张
  大多由其他呼吸系统疾病引起

- ## 支气管哮喘
  是一种慢性气管炎症

- ## 慢性胃炎
  与日常生活不规律有关，如饮食无节制等

- ## 冠状动脉粥样硬化性心脏病
  简称冠心病，多发生于中老年人群

- ## 原发性高血压
  通常认为与长期精神紧张及遗传因素有关

  ……

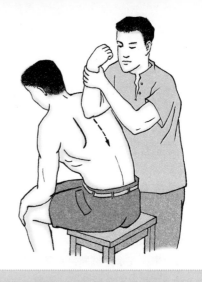

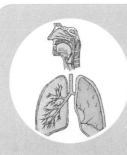

第四章
内科疾病

内科属于一门综合的学科，所涉及的疾病范围很广，包括呼吸系统疾病、消化系统疾病、循环系统疾病和神经、精神系统疾病。内科看似病症很多，且内科疾病治疗起来相对复杂，但是对于一些家庭常见病来说，只要选对药物，找到适合的治法，都能在一定程度上起到防治作用。

(34) 上呼吸道感染

上呼吸道感染，俗称"伤风""感冒"，是我们在日常生活中最常见的呼吸系统疾病。上呼吸道包括鼻、鼻旁窦、咽、咽鼓管、会厌、喉，这些部位的病毒性或细菌性感染都属于上呼吸道感染。

● 病症诊断

患者先是突然感到头痛，然后出现喉咙干燥、喉咙发痒、打喷嚏、流鼻涕、鼻塞等症状，进而出现全身酸痛、畏寒、发热（部分患者无发热）、头痛、咳嗽等症状。体检时除了鼻中有分泌物和咽部充血外，无其他特殊异常症状。一般患者在3~7天内，可以自然痊愈。

● 治疗方法

● 现代医学治疗

发热头痛，用复方阿司匹林，每次1片，每日3次，或加用盐酸异丙嗪12.5毫克，每日3次。小儿患者选用对乙酰氨基酚10~15毫克/千克体重/日，4~6小时1次；鼻塞，用1%麻黄碱或萘甲唑啉，滴鼻；咽痛，用冷盐开水漱口，或含服薄荷含片、含碘喉痛片等，每隔1~2小时含1片；咳嗽，用复方甘草合剂，每日3次，每次10毫升。

● 中医治疗

白英25~50克，野菊花10~25克，桑叶10~15克，水煎服。若有咳嗽，可加鼠曲草15~25克，枇杷叶3~5片（去毛）；一枝黄花10~25克，生姜2片，葱白5根，水煎服。若有鼻塞，可加鹅不食草7.5克；若食欲不佳，舌苔白腻，可加藿香10~15克。

（1）风寒感冒：畏寒，发热，无汗，头痛，四肢酸痛，鼻流清涕，舌苔薄白，治宜辛温发散。荆芥、防风各15~25克，羌活15克，煎服。若头痛严重，可加藁本10~15克；若有咳嗽，加杏仁7.5~15克；若有痰，加陈皮5~7.5克。

（2）风热感冒：身热畏风，咽喉充血作痛，口干，舌苔薄白或微黄，治宜辛凉解表。金银花、连翘各15~25克，薄荷5~10克（后下），桔梗7.5~15克，鲜芦根10~15克，煎服。

上呼吸道感染的诊疗

呼吸系统图示

人体的鼻腔、咽、喉、气管、支气管、肺等器官组成了呼吸系统。它的主要功能就是与外界进行气体交换，即吸进空气中的氧气和呼出体内的二氧化碳。

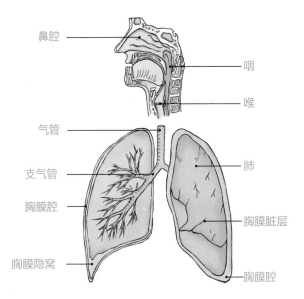

刮痧治上呼吸道感染

项部刮痧以风池穴、风府穴为重点；肩部以肩井穴为重点；肩胛部以大椎穴、风门穴、肺俞穴为重点；四肢以丰隆穴、曲池穴、合谷穴为重点。病愈后常刮项部，可以预防感冒。

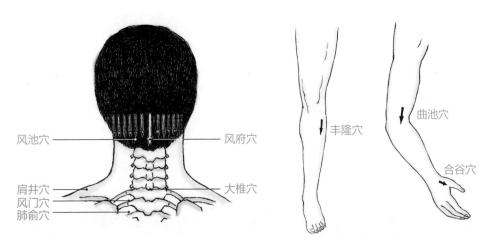

㉟ 支气管扩张

支气管扩张，大多由其他呼吸系统疾病引起，比如呼吸道感染、麻疹、百日咳、支气管肺炎等。同时，它也是较为常见的呼吸道慢性疾病。

● 病症诊断

慢性咳嗽：早期无明显症状，或仅有慢性咳嗽。

咯大量脓痰：后期出现大量脓痰，痰呈黄绿色脓样；放在玻璃管中静置后可分成三层，上层是泡沫，中层是黄绿色混浊脓液，下层是坏死组织沉淀物。此时往往已有明显感染症状。患者在晨起、傍晚和就寝时等体位变动的时候，咯痰增多。

反复出现呼吸道感染：发热，伴有咳嗽加重和脓痰增多。

● 治疗方法

● 现代医学治疗

咳嗽，可用敌咳糖浆，每次10毫升，每日3次。或用半夏露，每日3次，每次2匙。

继发感染时，可用磺胺类及抗生素。

咯血可用止血剂，如裸花紫珠片，每日3次，每次2片。

● 中医治疗

冬瓜子100克，鲜芦根200克（或金银花25克），水煎服。

鱼腥草50～100克，或鲜大蓟根50克，水煎，连服半月。

（1）肺热：咳嗽，咯脓痰，苔薄脉滑，宜清肺化痰。桑白皮25～50克，黄芩15～25克，芦根、冬瓜子各50克，杏仁、桔梗、竹沥半夏各15克，水煎服。

（2）热毒：咳吐黄绿脓痰，发热畏寒，苔黄脉数，宜清热解毒。蒲公英50～100克，鱼腥草50～100克，金银花25～50克，芦根、冬瓜子各100克，杏仁、桔梗各15克，水煎服。

支气管扩张的诊疗

刮痧治支气管扩张

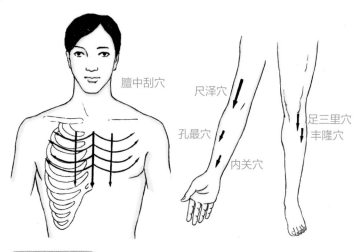

膻中刮穴

尺泽穴

孔最穴

内关穴

足三里穴
丰隆穴

治疗支气管扩张，可选用膻中穴、尺泽穴、孔最穴、内关穴、足三里穴、丰隆穴。每日刮上述穴位10分钟，能有效辅助治疗支气管扩张。病愈后常刮膻中穴，可辅助治疗胸闷、咳喘、吐逆、心悸等病症。

对症按摩

坚持每日按摩中府穴5分钟、膻中穴3分钟、尺泽穴1分钟、魄户穴2分钟，能有效缓解支气管扩张所导致的咳嗽、气喘等不适。

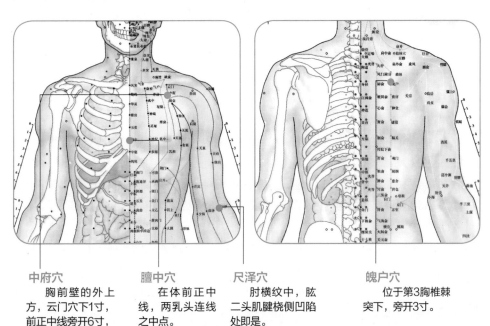

中府穴
胸前壁的外上方，云门穴下1寸，前正中线旁开6寸，平第1肋间隙处。

膻中穴
在体前正中线，两乳头连线之中点。

尺泽穴
肘横纹中，肱二头肌腱桡侧凹陷处即是。

魄户穴
位于第3胸椎棘突下，旁开3寸。

(36) 支气管哮喘

支气管哮喘是一种慢性气管炎症，任何年龄的人都可能患上此病，是很常见的呼吸道疾病。可导致反复发作的喘息、气促、胸闷和（或）咳嗽等症状，多在夜间和（或）凌晨发生。

● 病症诊断

反复发作的呼气性呼吸困难，发作时不能平卧，发作将止时咳出白色泡沫痰，可听及两肺满布干啰音。严重哮喘发作时常有呼吸费力、大汗淋漓、发绀、胸腹反常运动、心率加快、奇脉等体征。

● 治疗方法

● 现代医学治疗

氨茶碱片0.1克，每日3次；孩子3~5毫克／千克体重／次，每日3次。或合并盐酸异丙嗪25毫克（儿童0.5~1毫克／千克体重／次），每日1~2次；盐酸麻黄碱片15~30毫克，每日3次；孩子0.5~1毫克／千克体重／次，每日3次。0.5%异丙基肾上腺素溶液喷雾吸入，一日数次。用上述药物不能缓解时，可用下列方法治疗：

1：1000肾上腺素溶液0.3~0.5毫升，皮下注射。孩子用量减半。有心脏病、高血压、甲状腺功能亢进者忌用。或氨茶碱注射液0.25克，孩子用2~4毫克／千克体重／次，加入5%~10%葡萄糖20~40毫升中，静脉缓注。

● 中医治疗

推拿治疗

（1）用抹法抹印堂穴至太阳穴，然后抹头维穴至风池穴，各20次。

（2）拿风池穴10余次，并用拇指偏峰抹颈项两侧（自耳根至缺盆穴成一斜行线），每侧抹15~20次，接着再按肺俞穴、膈俞穴。

（3）用擦法横擦胸腹部（以华盖穴、膻中穴为重点），然后横擦腰背部（自上而下，以肺俞穴、膈俞穴、命门穴为重点），以热为度，最后擦脊柱及两侧膀胱经。

敷贴疗法

药方：细辛、甘遂、白芥子各35.5克，延胡索55克。制法：上药共研细末，将1/3粉末（1次敷贴用量），用生姜汁80毫升调为糊状，制成药饼6个。或加用麝香0.05克，研细后均分6份，放在药饼中间。贴法：将药饼放在大小约直径3寸的圆形布上，贴在百劳穴、肺俞穴、膏肓穴3个穴位（左右对称共6个穴位）上。

支气管哮喘的处理与诊疗

支气管哮喘病发时喷雾器的正确用法

第一步	将喷雾器摇匀
第二步	彻底呼气
第三步	将喷雾器之喷口向张大的嘴巴或将喷口含在嘴内。按下喷雾器，慢慢而彻底地吸入，再继续慢慢吸入药物
第四步	吸入极量后屏住呼吸
第五步	吸入剂通常需用2次，可于半分钟至一分钟后重复第二至第四步

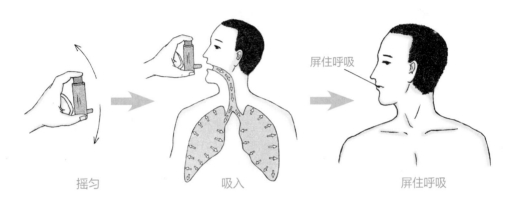

屏住呼吸

摇匀　　　　　吸入　　　　　屏住呼吸

对症按摩

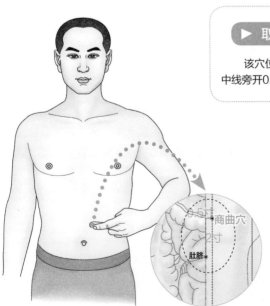

▶ 取穴技巧

　　该穴位在人体的上腹部，脐中上2寸，前正中线旁开0.5寸处。

　　"商曲"的意思是指肾经冲脉气血在这个穴位处吸热后缓慢上行。本穴也叫"高曲穴""商谷穴"。按摩这个穴位，能有效缓解哮喘所致的各种不适，同时对腹痛、腹泻也具有不错的疗效。

程度	指法	时间/分钟
轻		1~3

37 慢性胃炎

慢性胃炎，成因一般有三个方面：一是由急性胃炎转变而来；二是由其他疾病引起的继发性炎症，如溃疡病、胃癌、胃扩张、胃下垂等；三是由饮食无节制、爱吃生冷辛辣食物、长期饮酒、过度吸烟、精神刺激等因素诱发。

病症诊断

上腹部不适或疼痛，进食后加重；常有口臭、口苦、嗳气、恶心、食欲不振等症。

肥厚性胃炎，胃酸分泌常增多，临床症状似溃疡病，也可发生胃出血。萎缩性胃炎，后期可见营养不良、消瘦、贫血、舌萎缩，部分患者胃酸分泌减少，有时出现腹泻。本病可恶变成胃癌。

治疗方法

现代医学治疗

疼痛和胃酸增多的患者，可按溃疡病治疗，给予制酸、解痉药。如果效果不好，可加用镇静药，或口服0.25%～0.5%普鲁卡因水溶液，每次10毫升，每日3～4次。

有消化不良的患者，可用多种健胃剂，如胃蛋白酶合剂，每次10毫升，每日3次。胃酸缺乏者，可用稀盐酸（10%盐酸）0.5～2毫升，溶于半杯温开水中服下，每日3次。

身体衰弱，有舌萎缩或贫血的患者，可给予稀盐酸口服，并配合维生素B_{12}肌内注射，每日每次0.1毫克，或隔日0.2毫克连续1～2月。

中医治疗

（1）胃气上逆：胃部胀满疼痛，有重压感，食欲不振，嗳气、泛酸、恶心，甚则呕吐，苔厚腻，宜和胃降逆。枳实、厚朴、陈皮各10克，姜半夏、茯苓、苍术各15克，黄连2.5克（或黄芩15克），水煎服。若患者胃痛剧烈，可加延胡索、川楝子各15克。若患者出血，可加生地榆、仙鹤草各25克，生蒲黄（包煎）20克。

（2）脾气虚弱：上腹部隐痛，呕吐或胀满，头重眩晕，四肢无力，舌淡苔薄，脉细小，宜益气健脾。炙甘草5克，生姜、陈皮各10克，白术、茯苓、党参、姜半夏各15克，红枣4枚，水煎服。

慢性胃炎、胃痛的穴位疗法

慢性胃炎对症穴位

慢性胃炎是由胃黏膜长期受到伤害性刺激、反复摩擦损伤或饮食无规律、情绪不佳等引起的一种胃黏膜病变。患者可坚持按摩膻中穴、中脘穴、足三里穴以及上巨虚穴，这对于缓解慢性胃炎具有明显的作用。

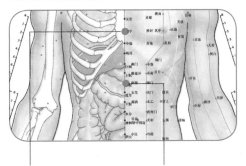

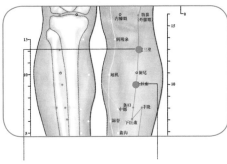

膻中穴

位于胸部，当前正中线上，平第4肋间，两乳头连线的中点。

中脘穴

前正中线上，脐中上4寸。

足三里穴

外膝眼下3寸，距胫骨前嵴1横指，当胫骨前肌上。

上巨虚穴

小腿前外侧，当犊鼻穴下6寸，足三里穴与下巨虚穴连线的中点。

胃痛对症按摩

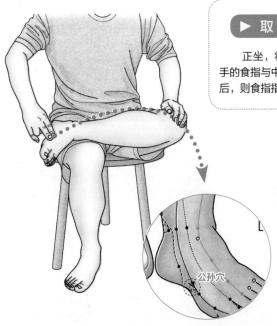

公孙穴

▶ 取穴技巧

正坐，将左足翘起放在右腿上。将另一侧手的食指与中指并拢，中指位于足内侧大趾关节后，则食指指腹所在位置即是公孙穴。

公孙，顾名思义，即"公之辈与孙之辈"，指此处穴位内的气血物质与脾土之间的关系。每天用拇指按压此穴位3分钟，对慢性胃炎所致的胃脘胀痛有很好的治疗效果。

程度	指法	时间/分钟
适度		1~3

● 拔罐选穴与治疗方法

大椎穴
位于人体颈部下端，第7颈椎棘突下凹陷处。

身柱穴
位于人体背部，当后正中线上，第3胸椎棘突下凹陷中。

膈俞穴
位于人体背部，当第7胸椎棘突下，旁开1.5寸处。

肝俞穴
位于人体背部，当第9胸椎棘突下，旁开1.5寸处。

胆俞穴
位于人体背部，当第10胸椎棘突下，旁开1.5寸处。

脾俞穴
位于人体背部，当第11胸椎棘突下，旁开1.5寸处。

胃俞穴
位于人体背部，当第12胸椎棘突下，旁开1.5寸处。

三焦俞穴
位于人体腰部，当第1腰椎棘突下，旁开1.5寸处。

中脘穴
位于人体腹部，脐上4寸，即胸骨下端至脐连线之中点。

天枢穴
位于人体中腹部，肚脐向左右3指宽处。

关元穴
位于人体下腹部，前正中线上，当脐下3寸处。

足三里穴
位于外膝眼下3寸，距胫骨前嵴1横指，当胫骨前肌上。

内关穴
位于前臂正中，腕横纹上2寸，在桡侧腕屈肌腱同掌长肌腱之间。

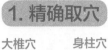

图解常见病特效自疗一学就会

2. 选穴及操作步骤

● 单纯火罐法	胆俞穴、肝俞穴、脾俞穴、膈俞穴、胃俞穴、三焦俞穴、内关穴、足三里穴		
让患者取俯卧位 ➡	用闪火法将罐吸拔在穴位上，留罐15分钟		
● 刺络罐法	大椎穴、脾俞穴、胃俞穴、身柱穴、中脘穴、胃俞穴		
让患者取俯卧位或坐位 ➡	对穴位皮肤进行常规消毒 ➡	用三棱针点刺穴位到出血的程度 ➡	再用闪火法将罐吸拔在点刺穴位上，留罐10分钟
● 闪罐法	中脘穴、天枢穴、关元穴		
让患者取俯卧位，以暴露出腹部 ➡	用闪火法将玻璃火罐吸拔在穴位上 ➡	在每个穴位上连续闪罐20～30下，最后留罐10分钟	

㊳ 冠状动脉粥样硬化性心脏病

冠状动脉硬化性心脏病，简称冠心病，多发生于中老年人群。冠心病为冠状动脉壁的一种非炎性病变。当病变发生时，会引起冠状动脉壁的增厚、变硬，从而使管腔狭窄或堵塞，影响心肌血液供应，最终表现为两种症状：心绞痛或心肌梗死。当冠状动脉硬化发展至管腔狭窄时，加上暂时性痉挛，产生短暂性的心肌缺血缺氧，即引起心绞痛；如果冠状动脉硬化令管腔高度狭窄，甚至发生堵塞，使部分心肌持久性缺血而发生坏死，则表现为心肌梗死。

● 病症诊断

心绞痛：突然发作，常发生于急速行走、饱食、受寒和情绪激动之后，经休息可迅速消失。舌下含硝酸甘油片，疼痛即可迅速缓解。发作时间多为1~5分钟，一般不超过15分钟。

心肌梗死：严重时出现休克，血压下降，出汗，面色苍白或青紫，脉搏细数，心音弱，或心力衰竭症状；常并发心律不齐。少数患者无明显疼痛，起病开始即呈休克或心力衰竭症状。因此，如果中年以上的人，突然发生不明原因的休克或心力衰竭时，应考虑是否为冠心病。发作时间：较心绞痛为长，可持续几小时至几天。疼痛性质：心前区（或左胸，上腹部）冠状突发性剧烈疼痛，疼痛较心绞痛更严重，疼得出冷汗。休息和舌下含硝酸甘油片，疼痛多无减轻。

● 治疗方法

● 现代医学治疗

镇静药：用苯巴比妥，每次15~30毫克，每日3次；或氯氮䓬，每次5~10毫克，每日3次。一般扩张冠状动脉药：用氨茶碱，每次0.1克，每日3次。降低血胆固醇药：用维生素B_6片，每次10~20毫克，每日3次；维生素C片，每次0.1~0.2克，每日3次；卵磷脂片，每次0.5克，每日3次。

● 中医治疗

如有胸闷不适等症时，宜宽胸理气。青皮10克，生枳壳、木香各15克，香附、郁金各20克，赤芍25克，水煎服。

了解你的心脏

心脏正面图示

　　心脏，位于胸腔之内，两肺之间偏左。心脏由心肌构成，可分为右心房、右心室、左心房、左心室四个腔。

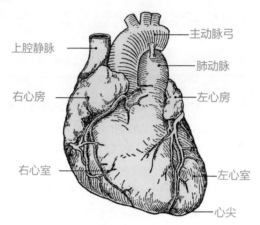

上腔静脉
主动脉弓
肺动脉
右心房
左心房
右心室
左心室
心尖

胸壁上心脏各瓣膜听诊部位

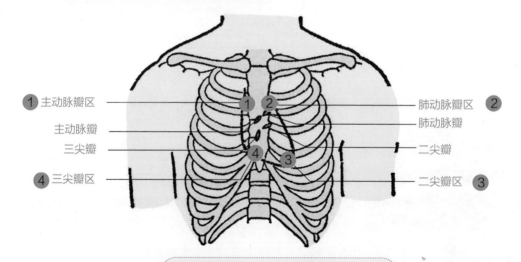

① 主动脉瓣区
主动脉瓣
三尖瓣
④ 三尖瓣区
① 肺动脉瓣区 ②
肺动脉瓣
二尖瓣
二尖瓣区 ③

① 主动脉瓣区：胸骨右缘第2肋间。
② 肺动脉瓣区：胸骨左缘第2肋间。
③ 二尖瓣区：心尖搏动处。
④ 三尖瓣区：在胸骨下端稍偏右处。

取穴推拿

1. 快速取穴

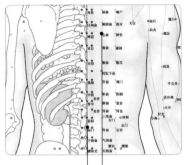

屋翳穴
位于人体的胸部，乳头直上，第2肋间隙即是。

命门穴
位于人体腰部的后正中线上，第2腰椎棘突下凹陷处。

心俞穴
位于人体背部，当第5胸椎棘突下，旁开1.5寸。

内关穴
位于前臂正中，腕横纹上2寸，在桡侧腕屈肌腱同掌长肌腱之间。

2. 推拿方法

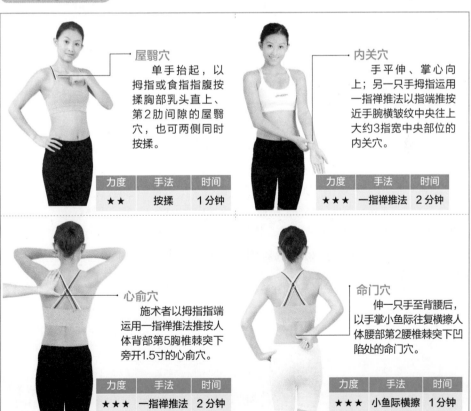

屋翳穴
单手抬起，以拇指或食指指腹按揉胸部乳头直上、第2肋间隙的屋翳穴，也可两侧同时按揉。

力度	手法	时间
★★	按揉	1分钟

内关穴
手平伸、掌心向上；另一只手拇指运用一指禅推法以指端推按近手腕横皱纹中央往上大约3指宽中央部位的内关穴。

力度	手法	时间
★★★	一指禅推法	2分钟

心俞穴
施术者以拇指指端运用一指禅推法推按人体背部第5胸椎棘突旁开1.5寸的心俞穴。

力度	手法	时间
★★★	一指禅推法	2分钟

命门穴
伸一只手至背腰后，以手掌小鱼际往复横擦人体腰部第2腰椎棘突下凹陷处的命门穴。

力度	手法	时间
★★★	小鱼际横擦	1分钟

39 原发性高血压

高血压可分为原发性高血压与继发性高血压两种。原发性高血压的发病原因尚不明晰，但通常认为与长期精神紧张及遗传因素有关。在下文中主要介绍的是原发性高血压。

● 病症诊断

症状复杂，常见的有头痛、头晕、头胀、耳鸣、心悸、四肢发麻、颈项僵硬、烦躁、失眠等；同日内2次测量血压均在140/90毫米汞柱以上。诊断时还需要注意高血压的节律。

● 治疗方法

● 现代医学治疗

应将降压药、镇静药与减少血管脆性的药物配合使用。

降压药：β受体阻滞剂，噻吗心安5~10毫克，每日2~3次；美托洛尔25~50毫克，每日2次。钙离子拮抗剂，硝苯地平10毫克，每日3次。血管紧张素转换酶抑制剂（ACEI），卡托普利12.5~25毫克，每日3次。

镇静药：氯氮草10毫克，每日3次；苯巴比妥15~30毫克，每日3次。

减少血管脆性药物：复方路通片1~2片，每日3次。另外，较顽固病例可合用氢氯噻嗪等利尿药25毫克，每日3次。只可连服1周，不能常吃。

● 中医治疗

豨莶草100克，水煎服；青木香50克，红糖为引，水煎服。

（1）肝阳上亢：面红目赤，头晕，头痛，大便不通，舌红苔黄腻，脉弦或弦滑有力，宜平肝潜阳。川芎7.5~15克，夏枯草20~30克，龙胆草15克，黄芩10~15克，钩藤15~25克（后入），牡蛎25~50克（先煎），磁石25~50克（先煎），水煎服。

（2）肾阴不足：耳鸣，心悸，头晕，头痛，视物模糊，失眠，舌质红或光红无苔，脉细弦，宜滋肾平肝。玄参15~20克，枸杞子10~15克，生地黄15~20克，天冬7.5~15克，珍珠母50~100克（先煎），牡蛎50~100克（先煎），石斛10~20克（打碎，先煎），水煎服。

高血压的节律与诊疗

血压有一日内周期性变化的特点即白昼升高、夜晚降低，血压在夜间睡眠中下降，早晨醒后血压开始升高的昼夜节律性。

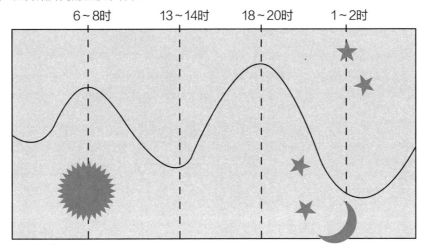

对症按摩

高血压患者可以每天按压百会穴3分钟、风府穴2分钟，然后分别揉按天柱穴1分钟、涌泉穴2分钟，就能起到明显的降压效果。

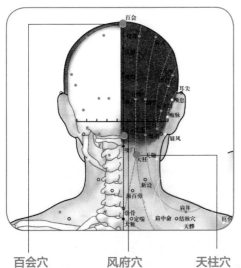

百会穴

位于头部，当前发际正中直上5寸，或两耳尖连线中点处。

风府穴

后发际正中直上1寸，枕外隆凸直下凹陷中。

天柱穴

斜方肌外缘之后发际凹陷中，约当后发际正中旁开1.3寸

涌泉穴

位于足底部，在足前部凹陷处，第2～3趾趾缝纹头端与足跟连线的前1/3处。

● 拔罐选穴与治疗方法

1. 精确取穴

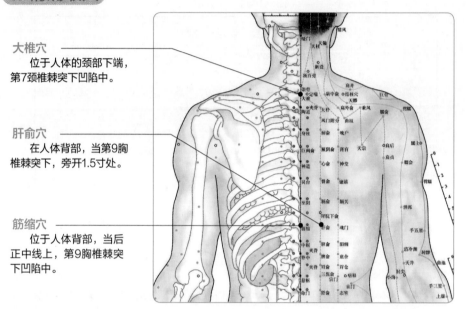

大椎穴
  位于人体的颈部下端，第7颈椎棘突下凹陷中。

肝俞穴
  在人体背部，当第9胸椎棘突下，旁开1.5寸处。

筋缩穴
  位于人体背部，当后正中线上，第9胸椎棘突下凹陷中。

2. 选穴及操作步骤

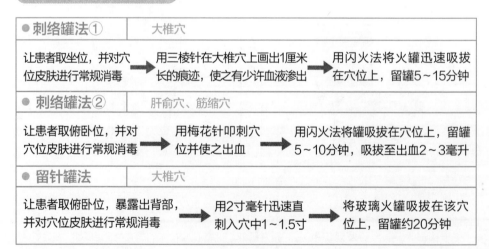

● 刺络罐法①	大椎穴	
让患者取坐位，并对穴位皮肤进行常规消毒	用三棱针在大椎穴上画出1厘米长的痕迹，使之有少许血液渗出	用闪火法将火罐迅速吸拔在穴位上，留罐5~15分钟
● 刺络罐法②	肝俞穴、筋缩穴	
让患者取俯卧位，并对穴位皮肤进行常规消毒	用梅花针叩刺穴位并使之出血	用闪火法将罐吸拔在穴位上，留罐5~10分钟，吸拔至出血2~3毫升
● 留针罐法	大椎穴	
让患者取俯卧位，暴露出背部，并对穴位皮肤进行常规消毒	用2寸毫针迅速直刺入穴中1~1.5寸	将玻璃火罐吸拔在该穴位上，留罐约20分钟

图解常见病特效自疗一学就会

㊽ 心律失常

心律失常，即心脏出现搏动的频率、节律、起源部位、传导速度及激动顺序的异常。心律失常的表现有窦性心动过速、窦性心律不齐、房性期前收缩、心房颤动、阵发性室上性心动过速等。

● 病症诊断

窦性心动过速：心率逐渐增快，其后又逐渐恢复正常，心率可随体位、活动而变化。成人心率每分钟超过100次，孩子心率每分钟超过120次，婴儿心率每分钟超过150次，但不超过180次，可考虑窦性心动过速。

窦性心动过缓：心率减慢，成人每分钟少于60次，孩子每分钟少于80次。

窦性心律不齐：吸气时心律增快，呼气时心律变慢。活动后或屏气时，心律不齐的现象消失。

心房颤动：心悸，心律绝对不规则，心音强弱不等，有脉搏短绌。

● 治疗方法

● 现代医学治疗

在一般情况下，窦性心动过速、窦性心动过缓及窦性心律不齐不需要特殊治疗。若出现自觉症状，窦性心动过速和窦性心律不齐时可给予患者镇静剂，如三溴合剂，每次10毫升，每日3次；或用氯氮䓬，每次5～10毫克，每日3次。窦性心动过缓可用阿托品，每次0.3毫克，每日3次。

心房颤动：如心率正常时，则不需要治疗，心率快者可用洋地黄制剂。

房性期前收缩：发作较少或无不舒服感觉时，不需要治疗。应解除焦虑和去除诱因，停用任何可能引起期前收缩的药物。若患有其他器质性心脏病时，应针对原发病治疗。

● 中医治疗

（1）心气不足：乏力，头晕，心悸，宜养心安神益气。党参10～15克，炙甘草、墨旱莲各15～25克，五味子7.5～15克，水煎服，每日1剂。

（2）气滞血淤：胸闷，头痛，脉律不齐，舌质有紫块，苔薄，宜活血理气。赤芍15克，广郁金、广木香、制香附各7.5～15克，紫丹参20～30克，水煎服，每日1剂。

心律失常发生部位及心脏部位其他疾病

心律失常发生部位示意图

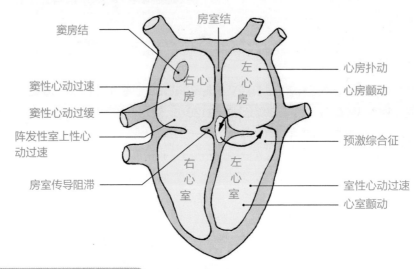

窦房结
房室结
心房扑动
心房颤动
窦性心动过速
窦性心动过缓
阵发性室上性心动过速
房室传导阻滞
右心房
左心房
右心室
左心室
预激综合征
室性心动过速
心室颤动

心脏部位其他疾病

病名	诊断	治疗
先天性心脏病	①心房间隔缺损：在胸骨左缘第2肋间，能听到明显的收缩期杂音，肺动脉瓣第2音增强；右心室扩大。②肺动脉瓣狭窄：在肺动脉瓣区，有明显的收缩期杂音，第2音减弱或消失；右心室扩大。③心室间隔缺损：在胸骨左缘第3~4肋间，有明显而粗糙的收缩期杂音；心脏常无明显改变。④动脉导管未闭：在胸骨左缘第1~2肋间，有机器样连续性杂音；轻者心脏常无显著改变。⑤四联症：即同时出现室间隔缺损、肺动脉瓣狭窄、主动脉右移、右心室肥大四种症状。在胸骨左缘第2~3肋间，有收缩期杂音。口唇、指甲青紫，在活动后青紫更加明显。右心室轻度扩大	①通常情况下，有心功能不全者，可手术治疗。②有心力衰竭者，按"心力衰竭"一节治疗
心包炎	①病史：有结核病、风湿病或全身化脓性感染史。②症状：气急，咳嗽，心前区疼痛。③听诊：心率快速，心音遥远，有心包摩擦音，心界显著扩大。④体征：肝肿大，水肿，腹水及脉压低	①积极治疗原发病：有结核病者，作抗结核治疗；风湿病者，以抗风湿治疗；化脓性心包炎，则以抗炎治疗。②必要时，做心包穿刺术

图解常见病特效自疗一学就会

取穴推拿

1. 精确取穴

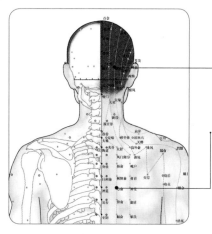

脑空穴
位于人体头部，枕外隆凸上缘外侧、头正中线旁开2.25寸。

心俞穴
位于人体背部，当第5胸椎棘突下，旁开1.5寸。

2. 推拿方法

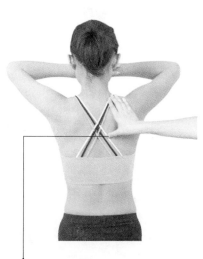

心俞穴
施术者单手手掌放于患者背后，以拇指指腹按压第5胸椎棘突下旁开1.5寸的心俞穴。

力度	手法	时间
★★★	按压	5分钟

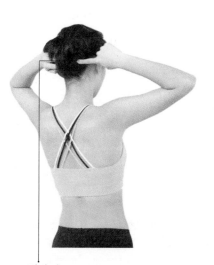

脑空穴
用食指指尖按揉头正中线旁开2.25寸、枕外隆凸上缘外侧的脑空穴。

力度	手法	时间
★★	按揉	3分钟

肾小球肾炎

肾小球肾炎，俗称"腰子病"，是两侧肾脏弥漫性非化脓性炎症，由溶血性链球菌或其他细菌感染所引起的变态反应，经常在上呼吸道感染、猩红热或化脓性皮肤病之后发生。肾小球肾炎可分急性和慢性两种。急性症多见于儿童及青少年；慢性症多见于成人，以青壮年为主。大多数患者是一开始就呈慢性发展，只有少数患者是由急性症转变而来。

● 病症诊断

病情初发时，出现轻度水肿，面部、眼睑及两侧下肢较多见；小便发红，或呈酱色，尿量减少。有时会出现小便次数多，小便急痛。做小便常规化验时，发现有蛋白质、比较多的红细胞及各种管型存在。

● 治疗方法

● 现代医学治疗

患者应卧床休息，注意保暖，饮食清淡，不放盐、酱油等含钠盐的调味品。急性期应限制大量饮水，急性期过后水肿已基本消退，可改用少盐饮食。

控制链球菌感染：可用青霉素或其他抗生素，但不可用磺胺类药物，以免在肾小管中产生结晶，加重病情。

● 中医治疗

鲜车前草200克，玉米须200克（干者100克），水煎服；鲜白茅根100克，鲜车前草100克，黄毛耳草50克，水煎服；翻白草200克，煎汤熏洗，洗后盖被出汗。再用冬瓜子、皮，车前子（包煎），鲜白茅根、海金沙、陈葫芦壳各50克，水煎服。

（1）发热，咳嗽，水肿，尿少，舌苔黄腻，宜宣肺解表、清热利湿。连翘15克，白术15克，麻黄10克，生姜3片，茯苓皮25克，生石膏25克（打碎），赤小豆50克（打碎），水煎服。若患者扁桃体肿大作痛，可加用六神丸，每次10粒，每日2次。小儿减半。

（2）水肿，小便较少、色赤，咽喉及扁桃体红肿，舌苔厚腻，宜清热利湿。金银花、连翘、野菊花各25克，黄柏、山栀子、牡丹皮各15克，猪苓、赤茯苓各25克，泽泻25克，桑白皮20克，车前子（包煎）50克，鲜茅根50克，水煎服。

肾小球肾炎的预防及诊疗

预防措施

1. 避免受冷、受湿、过度疲劳，以免诱发慢性肾炎的发生。
2. 预防感染，以免肾炎病情恶化。
3. 除非病情严重，一般可以适当活动，以免体力减弱、抵抗力减退。
4. 避免使用对肾脏有毒害作用的药物。
5. 恢复期要预防病情反复，防止外感。

对症按摩

此病患者应注意休息，避免过度劳累。每天可以用5分钟的时间，按摩中脘穴、章门穴、肾俞穴、命门穴四穴，这对慢性肾小球肾炎具有缓解作用。

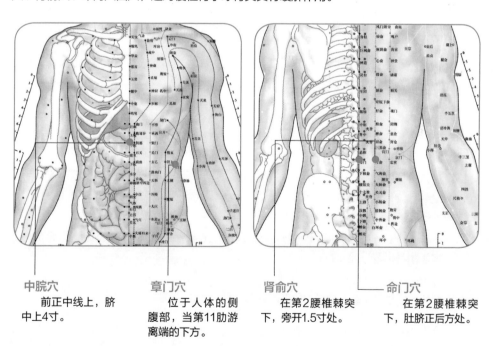

中脘穴
前正中线上，脐中上4寸。

章门穴
位于人体的侧腹部，当第11肋游离端的下方。

肾俞穴
在第2腰椎棘突下，旁开1.5寸处。

命门穴
在第2腰椎棘突下，肚脐正后方处。

刮痧取穴

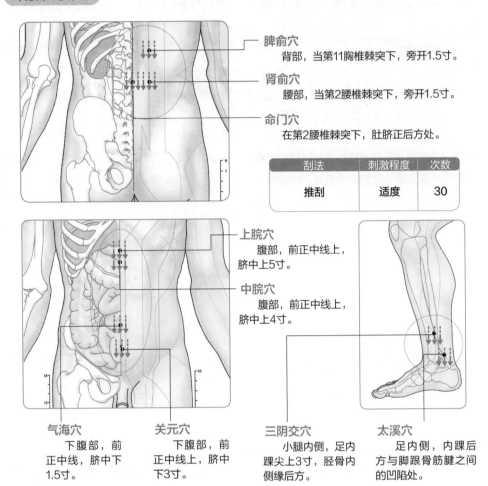

脾俞穴
背部，当第11胸椎棘突下，旁开1.5寸。

肾俞穴
腰部，当第2腰椎棘突下，旁开1.5寸。

命门穴
在第2腰椎棘突下，肚脐正后方处。

刮法	刺激程度	次数
推刮	适度	30

上脘穴
腹部，前正中线上，脐中上5寸。

中脘穴
腹部，前正中线上，脐中上4寸。

气海穴
下腹部，前正中线，脐中下1.5寸。

关元穴
下腹部，前正中线上，脐中下3寸。

三阴交穴
小腿内侧，足内踝尖上3寸，胫骨内侧缘后方。

太溪穴
足内侧，内踝后方与脚跟骨筋腱之间的凹陷处。

食疗保健

水鸭川朴汤

鲜水鸭1只，川厚朴15克，杜仲15克。把水鸭去毛及肠杂，洗净后切块，与川厚朴、杜仲一起加水适量，炖熟，放少许调料，吃肉饮汤。每日1剂，分数次服食。

山药粥

取山药30克，粳米适量，加水煮成粥，放入白糖适量食用。此方具有健脾补肾之功效，用于慢性肾小球肾炎所致水肿不甚而尿蛋白持续不消者。

图解常见病特效自疗一学就会

缺铁性贫血

当人体血液内的红细胞和血红蛋白低于正常水平时，称为贫血。贫血是一个总称，它属于综合征，病因复杂多样。在下文中我们主要介绍常见的缺铁性贫血。

缺铁性贫血，即由人体缺铁造成血红蛋白减少而引发的贫血。因为人体中的铁质是制造血红蛋白的主要原料，所以，当食物中的铁质摄入不足，或肠胃对铁的吸收率不高，或因出血而导致铁质流失过多，就会引起缺铁性贫血。缺铁性贫血，经常出现在患钩虫病日久、胃肠道出血、痔疮出血、产后出血过多后，或小儿喂养不当时。

● 病症诊断

面色发黄，两眼结膜血色变淡，指甲血色变淡，舌质淡白；头晕，疲倦无力，两耳嗡嗡作响，劳动后感到气短、心悸；红细胞和血红蛋白数量均减少，尤以血红蛋白数量更显著；红细胞中央苍白区扩大。

● 治疗方法

● 现代医学治疗

硫酸亚铁：成人每次服0.6克，孩子每次服0.1～0.3克，每日3次，饭后服。疾病有好转后再服1个月。治疗中，同时服维生素C片100～200毫克，每日3次。

枸橼酸铁铵糖浆：主要用于孩子，每次10％枸橼酸铁铵5～10毫升，每日3次，饭后服。疾病有好转后再服1个月。此药不能与安替比林搭配，所以若感冒服解热镇痛药时，应停服此药。

● 中医治疗

（1）气血不足：疲倦乏力，气短心悸，宜补益气血。党参10～15克，紫丹参、蜜炙黄芪各15～25克，炒白术15克，当归5～15克，每日1剂，水煎服。

（2）脾胃虚弱：面色苍白，食欲不佳，舌质淡、苔薄，宜补益脾胃。党参10～15克，炒白术15～25克，茯苓10～15克，半夏7.5～15克，陈皮7.5～15克，每日1剂，水煎服。

贫血的诊疗

瑜伽辅助治疗

第一步仰卧，把两腿抬起来，一直到与地板呈90°为止。第二、三步用手撑着髋部，把腿及腰抬到半空中，使膝盖及足尖到脸部上方为止，使之俯斜。

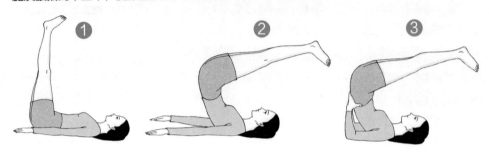

对症按摩

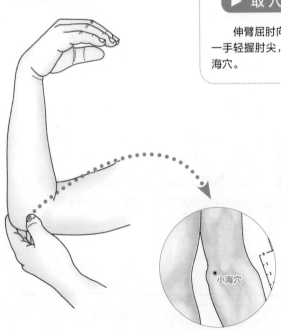

小海穴

▶ **取穴技巧**

伸臂屈肘向头，上臂与前臂约呈90°。另一手轻握肘尖，拇指指腹所在的两骨间即是小海穴。

小海穴，小与大相对，主小为阴；海，指穴内气血场覆盖的范围广阔如海。如果每日坚持用拇指指腹按压此穴，即可对贫血起到缓解和治疗的作用。

程度	指法	时间/分钟
适度		1~3

(43) 血小板减少性紫癜

紫癜是一个总称，凡是患者的皮肤黏膜自发性出现出血点，或淤斑，或出血不止等症状的，均称为紫癜。紫癜属于综合征，病因复杂多样。血小板减少性紫癜，可分为原发性和继发性两类。在此，我们只简要叙述待发性血小板减少性紫癜（ITP）。

● 病因

原发性紫癜的病因至今尚未阐明。继发性紫癜常见于其他疾病，如传染病、贫血等。特发性血小板减少性紫癜的发病原因不明。

● 病症诊断

起病可急可缓，主要症状有皮下点状出血、淤斑，分布不一，四肢多于躯干；黏膜出血，常见于鼻腔和牙龈。偶有内脏出血，如呕血和便血。如长期出血或出血量较多者，会出现贫血。

通过实验室检查可发现血小板计数减少，出血时间延长，或有轻度脾肿大。束臂试验呈阳性。

● 治疗方法

● 现代医学治疗

维生素C片：每日300毫克，分3次口服；仙鹤草液：每日3次，每次10毫升。黏膜局部出血，可用蘸有1∶1000肾上腺素棉球压敷。急性病例可用醋酸泼尼松片，每日40~60毫克，分3~4次吞服。症状缓解后逐步减量停药。

● 中医治疗

（1）病缓者：红枣5~10枚，仙鹤草50~100克，白芨7.5~15克，水煎服。如有贫血现象，可加当归身、党参、熟地黄各7.5~15克。

（2）病急者：紫草15~50克，藕节、紫花地丁、生地炭各15~25克，赤芍10~20克，牡丹皮7.5~15克，侧柏叶25~50克，水煎服。

紫癜的诊治

穴位按摩防治紫癜所致的鼻出血

通天穴具有清热除湿、通窍止痛的作用。长时间坚持按压这个穴位，可以有效防治鼻塞、鼻出血。每日以食指指腹按压穴位3分钟即可。

▶ 取穴技巧

左手五指并拢，将小指放于前发际正中处，找出拇指指尖所在位置，以此为基点；再把左手中指与食指并拢，中指指腹放于基点处，则食指指尖所在的位置即是通天穴。依此法找出另一穴位。

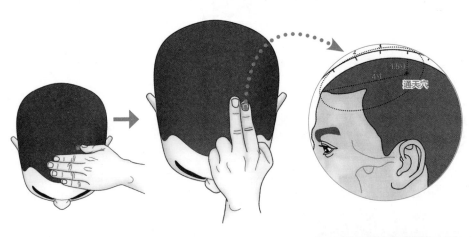

程度	指法	时间/分钟
适度		1~3

图解常见病特效自疗一学就会

136

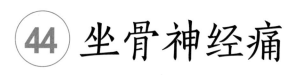

坐骨神经痛

坐骨神经痛，是指坐骨神经通路及其分布区域内的疼痛。此病痛主要由其他疾病所引发。

● 病因

常见病因有坐骨神经炎、腰椎间盘突出、椎管内肿瘤、子宫附件炎、糖尿病等。

● 病症诊断

患者站立时，身体略向健侧倾斜，病侧的下肢在髋、膝关节处微屈而足跟不着地。睡时，向健侧侧卧，病侧下肢髋、膝关节处呈微屈姿势。仰卧坐起时，病侧膝关节即弯曲。患侧常有轻度的肌张力减弱，严重患者可有肌肉消瘦、弛软，并有压痛现象，以腓肠肌最为明显。

另外患者还会感到疼痛，一般多由臀部或髋部开始，向下沿大腿后侧、腘窝、小腿外侧、向足背外侧扩散。表现为持续性钝痛或有发作性加剧；剧痛时呈刀刺样性质，往往在夜间更甚；疼痛常在咳嗽、用力、弯腰、震动时加剧。

压痛点通常为腰部脊椎旁点（第4～5腰椎棘突平面离中线外1.5～2厘米）、坐骨孔点（在坐骨孔上缘，相当于秩边穴）、转子点（约相当于环跳穴）、窝点（相当于委中穴）。小腿外侧和外踝之后亦有压痛。

● 治疗方法

● 现代医学治疗

如果是其他疾病引起的坐骨神经痛，应先治疗原发病，然后服用解热止痛和镇静剂药物，如阿司匹林、水杨酸钠、苯巴比妥、氯氮䓬等。

● 中医治疗

（1）寒湿：疼痛处有寒冷感，遇热则痛感舒缓，舌白苔薄腻，宜温经、化湿、散寒。当归、牛膝、苍术各15克，钻地风、杨柳枝各100克，炒米仁、木防己各20克，制川乌、草乌各7.5克（先煎），川桂枝15克（后入），水煎服，每日1剂。

（2）风热：疼痛处有灼热感，遇冷则痛感舒缓，舌红苔薄黄，脉数，宜祛风清热。延胡索、片姜黄、牛膝、黄芩、赤芍、丹参各15克，生地黄、当归各20克，忍冬藤25克，水煎服，每日1剂。

神经系统

神经系统解剖图

神经系统是人类肉体的指挥中心，一方面管理人体内所有的其他系统，使其能够活动自如；另一方面，当人体与外界环境发生接触时，它可以对周围环境的刺激给予相应性的反应。人体的神经系统由中枢神经系统和周围神经系统两部分组成。中枢神经系统包括脑和脊髓；周围神经系统是除了脑部与脊髓外的其他神经。

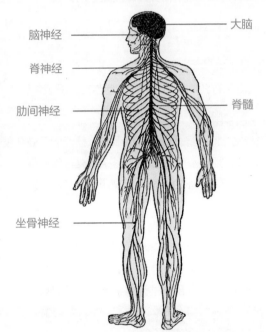

脑神经
脊神经
肋间神经
坐骨神经
大脑
脊髓

坐骨神经痛的诊疗

对症按摩

坐骨神经痛大多由椎间盘突出所引起。发生疼痛后，患者可坚持每天按压环跳穴和委中穴，每次按摩1分钟，就可以有效缓解坐骨神经痛。

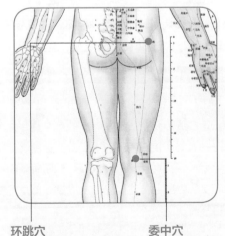

环跳穴
侧卧屈股，股骨大转子最高点与骶管裂孔连线的外1/3与中1/3交点处。

委中穴
站立时，膝后弯曲处腘横纹的正中央。

● 拔罐选穴与治疗方法

1. 精确取穴

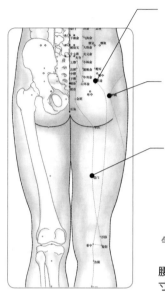

秩边穴
　　位于人体的臀部，平第4骶后孔，骶正中嵴旁开3寸。

环跳穴
　　股骨大转子最高点与骶管裂孔连线的外1/3与中1/3的交点处。

殷门穴
　　大腿后面，当承扶穴与委中穴的连线上，承扶穴下6寸处。

气海俞穴
　　位于腰部，当第3腰椎棘突下，旁开1.5寸处。

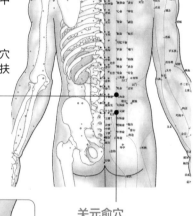

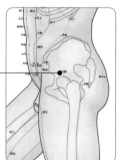

关元俞穴
　　位于身体骶部，当第5腰椎棘突下，旁开2指宽处。

居髎穴
　　位于人体的髋部，当髂前上棘与股骨大转子最高点连线的中点处。

2. 选穴及操作步骤

● **留针罐法**	气海俞穴、环跳穴、殷门穴、关元俞穴、秩边穴、居髎穴	
让患者取侧卧位，对穴位皮肤进行消毒 →	用毫针刺入穴位中 →	用火罐吸拔在穴位上，留针并留罐10分钟
● **刺络罐法**	气海穴、环跳穴、殷门穴、关元俞穴、秩边穴、居髎穴	
让患者取俯卧位，并对穴位皮肤进行常规消毒 →	用三棱针在穴位上点刺 →	用闪火法将罐具吸拔在穴位上，留罐10~15分钟

㊺ 癫痫

癫痫，俗称羊癫风。当此病发作时，患者的主要表现为突然性的意识丧失，全身出现抽搐症状。癫痫分为原发性和继发性两种。

● 病因

原发癫痫的病因，目前尚无法阐明；而继发性癫痫，则常是由脑膜炎、脑炎、脑血管痉挛、颅内疾病、低血糖、脑外伤和中毒等原因所引起。

● 病症诊断

癫痫小发作期间，患者突然瞪目直视、呆立或呆坐，如果手中有拿东西会掉落，面色苍白，跌扑和抽搐。发作数秒钟即恢复正常。癫痫大发作时，患者突然发狂，有时会大叫一声，随即意识丧失，全身抽搐，咬牙，皮肤紫绀，口吐白沫或因舌、唇破而出现血沫，眼红，瞳孔扩大，大小便失禁。

● 治疗方法

● 现代医学治疗

经常发作的患者，需用药物控制；如发作次数极少，则可不必用药物治疗。苯妥英钠：成人每次0.1克，每日服3次，总量每天不超过0.6克；小儿每日每千克体重5~10毫克，分1~3次服。苯巴比妥：成人每次0.03克，每日服3次；小儿每次每千克体重斤0.5~2毫克，日服2~3次；氯氮䓬：成人每次10毫克，每日服3~4次。小儿每日每千克体重3~5毫克，分4次服。

● 中医治疗

（1）肝气郁结：目瞪直视、胸闷、头晕等症，宜疏肝理气。药方：广陈皮7.5克至15克，姜半夏10~15克，醋炒柴胡7.5~15克，生牡蛎25~50克（先煎），钩藤15~25克（后下），水煎，每日分二次服。此方可在癫痫未发作时服。

（2）实热痰多：口吐白沫，抽搐，苔黄腻，宜降火祛痰。药方：黄芩15~20克，青礞石10~20克（先煎），生大黄7.5~10克（后下），沉香0.5~1.5克（研粉冲服），水煎，每日分2次服。

癫痫的紧急处理与康复

癫痫急救处理

发作时将患者头偏向一侧，以使口腔分泌物自行流出，防止口水呛入气道，引起吸入性肺炎。同时，还要托起患者头部下颌，以防止舌头堵塞气管。

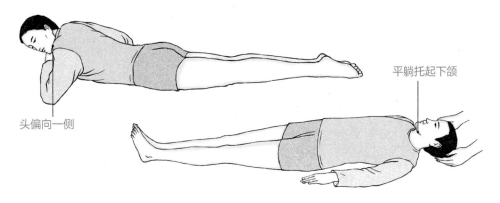

头偏向一侧

平躺托起下颌

癫痫的对症按摩

癫痫患者可以在不发病时，坚持按压百会、风池、合谷和太冲等穴，每穴位按压5分钟，即可有效缓解癫痫症状。

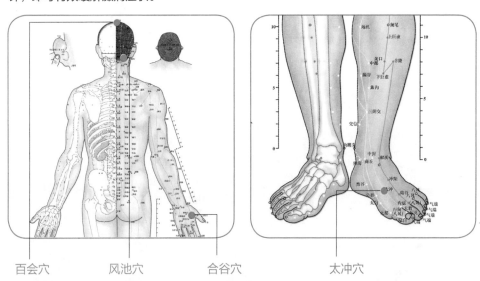

百会穴	风池穴	合谷穴	太冲穴
头部，当前发际正中直上5寸，或两耳尖连线中点处。	后颈部，后头骨下，两条大筋外缘陷窝中，相当于耳垂齐平。	手背第1~2掌骨间，第2掌骨桡侧的中点处。	位于人体脚背部第1~2跖骨接合部之前凹陷处。

● 拔罐选穴与治疗方法

1. 精确取穴

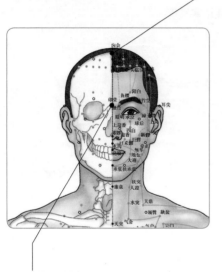

百会穴

位于头部，当前发际正中直上5寸，或两耳尖连线中点处。

大椎穴

位于人体的颈部下端，第7颈椎棘突下凹陷处。

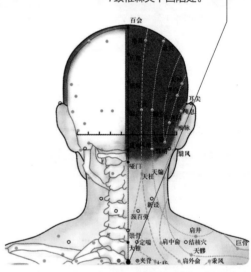

印堂穴

位于面额部，两眉头连线的中点处。

2. 选穴及操作步骤

● 出针罐法	大椎	
让患者取俯卧位并对穴位皮肤进行常规消毒 ➡	用2寸毫针以30度由大椎穴刺入约1.5寸深，当触电感传至四肢，当立即出针 ➡	用闪火法将罐吸拔在大椎穴上，留罐10分钟
● 刺络罐法	百会　印堂	
让患者取仰卧位对穴位皮肤进行常规消毒 ➡	用三棱针点刺穴位以放血 ➡	用抽气罐吸拔穴位，留罐10分钟

(46) 单纯性甲状腺肿

单纯性甲状腺肿是甲状腺功能正常的甲状腺肿，是以缺碘、致甲状腺肿物质或相关酶缺陷等原因所致的代偿性甲状腺肿大，不伴有明显的甲状腺功能亢进或减退，故又称非毒性甲状腺肿。其特点是散发于非地方性甲状腺肿流行区，且不伴有肿瘤和炎症。病程初期，甲状腺多为弥漫性肿大，以后可发展为多结节性肿大。

● 病症诊断

颈部粗大，双侧甲状腺肿大，质软；病情恶化时，甲状腺上可触到大小不等的结节，严重的患者会出现呼吸不畅、干咳、声音嘶哑、吞咽困难等症状。本病无脾气急躁、心悸、多汗、眼球突出等症状。若有这些症状应考虑为甲状腺功能亢进。

● 治疗方法

● 现代医学治疗

碘剂：复方碘溶液，每日0.1～0.5毫升，服2周为1个疗程，然后每隔3～4月再给1个疗程，这样间歇治疗1年左右的时间。碘化钾，口服，10～15毫克，每日1次，以20天为1个疗程，间歇治疗1年左右时间。注意碘剂不宜长期服用，否则会引起甲状腺功能亢进。

甲状腺粉：每日60～180毫克，分2～3次服，可使甲状腺肿大在半年内消失。孕妇患此病，应给予甲状腺粉。

如果患者因甲状腺肿大而引起压迫症状，如呼吸困难、干咳、声音嘶哑、吞咽困难、胸闷等，可考虑接受外科手术治疗。

● 中医治疗

海藻、昆布各25～50克，水煎服，每日1剂，分2次服；黄药子（黄独的地下块茎）15～25克，水煎服，每日1剂；卤碱，每次2克，每日3次，忌服豆制品。

颈部粗大，表面光滑或有结节，宜化痰软坚。浙贝5～15克，制半夏15～20克，夏枯草10～20克，牡蛎50～100克（先煎），每日1剂，分2次服。若加用海藻、昆布，效果更好。

● 其他注意事项

多食海带、海藻等含碘食物。可食用加碘盐。

图解内分泌系统与甲状腺肿

男女内分泌系统

　　人体的内分泌系统由内分泌腺和分布于其他器官的内分泌细胞组成。内分泌腺分泌激素，激素随血液流向全身，影响人体的生长发育，保持机体正常运转。一旦内分泌腺出现问题，血液中的激素发生变化，就会引发各种疾病

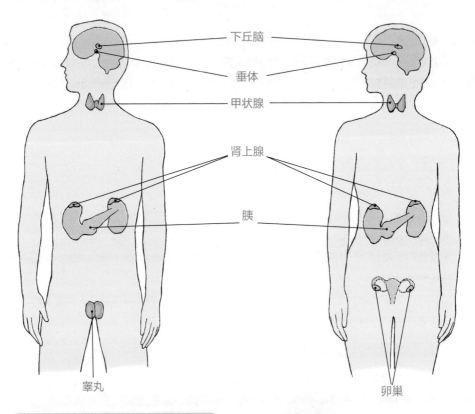

　　　　下丘脑

　　　　垂体

　　　　甲状腺

　　　　肾上腺

　　　　胰

睾丸　　　　　　　　　　　　卵巢

单纯性甲状腺肿示意图

　　患者可见颈部粗大，双侧甲状腺肿大，严重时还会出现呼吸不畅、干咳、声音嘶哑、吞咽困难的症状。

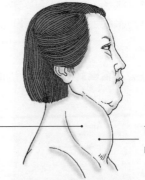

颈部粗大，人们常说的"大脖子病"

可引起呼吸不畅、吞咽困难

甲状腺功能亢进症

甲状腺功能亢进症，简称"甲亢"，是指人体的甲状腺激素分泌过多，导致机体的新陈代谢速度加快和交感神经兴奋，引起心悸、出汗多、进食多和便次增多、体重减少的病症。

● 病症诊断

对周围事物敏感，情绪波动大，易怒；当双手伸直、手指张开时有快而细微的颤动。常有心悸，劳动时气促，易出汗，体重减轻；眼球突出；甲状腺常见肿大，质软，可随吞咽而上下移动；在甲状腺上可触及震颤，有杂音。

甲状腺危象：脉搏增快，体温升高，有剧烈呕吐，腹泻，尿少，烦躁不安和谵妄，甚至昏迷，血压下降，周围循环衰竭。

● 治疗方法

● 现代医学治疗

情绪激动，失眠，可给予溴化物或水合氯醛等。不论血压是否升高，可给予小剂量利血平，对改善本病症状有一定作用。利血平每日1~3次，每次0.125~0.25毫克。

抗甲状腺药物：丙基硫脲嘧啶，开始每日3次，每次50~100毫克；症状及体征改善后，剂量减少1/2；症状消失后，给维持量，一般每日1次，每次50毫克，连服1年左右。甲巯咪唑，开始时每日3次，每次5~10毫克；待症状减轻或消失后服维持量，每日1次，每次5毫克，连服1年左右。

● 中医治疗

海藻、昆布各50~100克，水煎服，每日1剂；龙胆草5~15克，水煎服，每日1剂。

（1）肝火：头晕，易怒，口苦，舌苔黄腻，脉弦数，宜平肝泻火。当归、山栀子、夏枯草各15克，龙胆草5~15克，牡蛎50克（先煎），大黄5~10克（后下），嫩钩藤20克（后下），水煎服，每日1剂。

（2）心虚：心悸，动则气促，自汗，失眠，苔薄，脉细，宜养心益肝。川芎、甘草各5克，知母10克，炙远志、茯神各15克，紫丹参20克，酸枣仁（炒，研）15~30克，水煎服，每日1剂。

甲状腺的位置与诊疗

甲状腺的位置

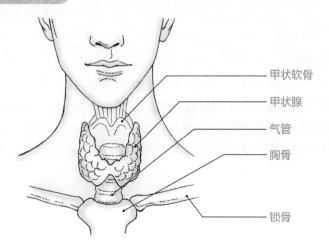

甲状软骨

甲状腺

气管

胸骨

锁骨

对症按摩

甲亢患者平日生活中要注意避免精神诱因，生活作息要有规律，且注意劳逸结合。休息时可以按压内关穴、神门穴、三阴交穴和照海穴，可起到缓解症状之功效。

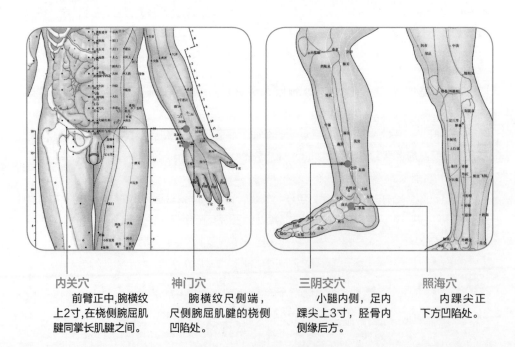

内关穴
前臂正中,腕横纹上2寸,在桡侧腕屈肌腱同掌长肌腱之间。

神门穴
腕横纹尺侧端,尺侧腕屈肌腱的桡侧凹陷处。

三阴交穴
小腿内侧，足内踝尖上3寸,胫骨内侧缘后方。

照海穴
内踝尖正下方凹陷处。

(48) 糖尿病

糖尿病是一组以高血糖为特征，以"三多一少"为症状的代谢性疾病。高血糖则是由于胰岛素分泌缺陷或其生物作用受损，或两者兼有引起。患有糖尿病时长期存在的高血糖，可导致各种组织，特别是眼、肾、心脏、血管、神经的慢性损害及功能障碍。

● 病症诊断

此病的主要特征是多饮、多食、多尿、身体消瘦，即"三多一少"。皮肤容易反复感染，经常会生痈、疖；小便检查，尿糖阳性；空腹血糖大于或等于7.0毫摩尔每升，和/或餐后2小时血糖大于或等于11.1毫摩尔每升。

酮中毒：如有厌食、恶心、呕吐、腹痛时，或嗅到苹果味，应考虑糖尿病酮中毒的可能。注意患者呼吸急促，严重的患者可出现昏迷，大口呼吸，血压下降，手足发冷，反射迟钝或消失。尿糖强阳性，尿酮体强阳性。

● 治疗方法

● 现代医学治疗

苯乙双胍：每次25毫克，每日3次。1～2周后无效，可加至每次50毫克，每日3次。甲苯磺酰丁脲（D860）：开始每日3次，每次1克，根据病情每次减量0.5克，减至每日总量1.5克后，长期服用。

胰岛素治疗：经以上治疗无效，或兼有并发症（如严重感染、肺结核）的患者，应采用胰岛素治疗。开始时，每日用胰岛素20～40单位，分为3次，于饭前半小时注射。之后根据尿糖情况增减用量，经常测定尿糖，保持尿糖在"+"和"++"之间。胰岛素如过量可产生低血糖反应，表现为饥饿感、心悸、出汗、精神兴奋，甚至昏迷、惊厥，可让患者进食或饮服糖水，必要时静脉注射葡萄糖溶液。

● 中医治疗

（1）肺热伤津：主要症状为多饮的患者，口干舌燥，宜生津、清热、滋肺。牛膝10～20克，生地黄15～25克，麦冬10～15克，知母10～15克，生石膏50～100克（打碎，先煎），水煎，每日分2次服。

（2）胃中燥热：主要症状为多食的患者，大便秘结，宜清胃养阴。熟地黄15～30克，黄芩15～20克，生甘草5～15克，生大黄10～15克（后下），水煎，每日分2次服。

糖尿病的并发症与诊疗

糖尿病的并发症

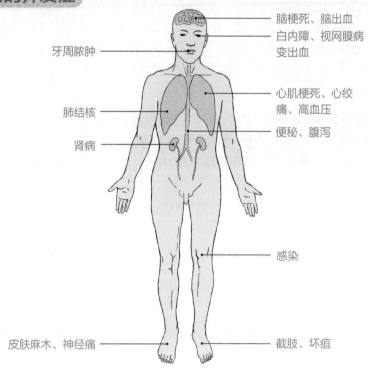

牙周脓肿

肺结核

肾病

皮肤麻木、神经痛

脑梗死、脑出血
白内障、视网膜病
变出血

心肌梗死、心绞
痛、高血压

便秘、腹泻

感染

截肢、坏疽

穴位按摩

糖尿病患者可以每天坚持按摩中脘穴、中极穴、足三里穴和阴陵泉穴等穴位，每次各穴按压1分钟，即可有效降低血糖。

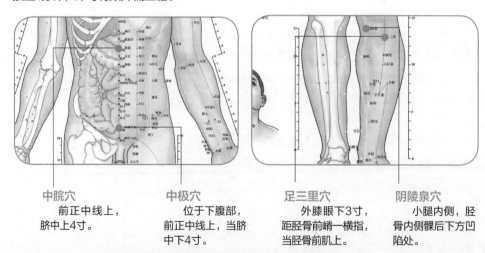

中脘穴
前正中线上，
脐中上4寸。

中极穴
位于下腹部，
前正中线上，当脐
中下4寸。

足三里穴
外膝眼下3寸，
距胫骨前嵴一横指，
当胫骨前肌上。

阴陵泉穴
小腿内侧，胫
骨内侧髁后下方凹
陷处。

㊾ 神经衰弱

神经衰弱，多见于青年人和中年人，主要表现为头痛、头晕、睡眠不好、记忆力减退、疲惫无力等。神经衰弱的病因不明，但是通常认为，这是神经过度紧张后，神经活动处于相对疲乏的一种状态。

● 病症诊断

本症出现的症状多种多样，绝大多数为主观而比较含糊的自述，可包括任何系统内的症状。现分别简要说明如下。

神经系统：如头痛，头昏脑涨，耳鸣，眼花，记忆力减退，注意力不能集中，容易激动发怒，工作或学习时提不起精神来，睡眠不好或整夜睡不着，白天疲劳，腰背酸痛，脚软无力和全身各部分有含糊不清的、似有似无的不适感觉等。

循环系统：如心悸、气急、胸痛和出汗等。以这些症状为主的一系列综合征称心血管神经官能症。

消化系统：如食欲不佳、胃部胀痛、嗳气、呕吐、胸闷、腹泻和便秘等。以这些症状为主的一系列综合征称胃肠神经官能症。

● 治疗方法

● 现代医学治疗

入睡困难：用10%水合氯醛10毫升或地西泮5毫克，睡前服。梦多易醒：用异戊巴比妥100毫克或盐酸氯丙嗪片5～50毫克。有肝脏病者：可用甲苯喹唑酮0.1～0.2克，或格鲁米特0.25克，或盐酸异丙嗪25毫克，三药任选一种。不宜长期服用，以免引起不良副作用。

● 中医治疗

酸枣仁15～25枚，炒至半生，捣碎，睡前1次顿服。超过1倍用量，可发生中毒，故须慎用。五味子7.5～15克，水煎，每日分2次服。

（1）失眠头晕：甘草5～7.5克，知母7.5～15克，酸枣仁20～30克，川芎5～7.5克，每日1剂，水煎，分2次服。第2次在临睡前服，效果较好。

（2）失眠、心悸、多梦、记忆力差：远志10克，丹参、柏子仁各15～25克，五味子7.5～15克，水煎服，每日1剂。

（3）易怒，无法控制情绪：灸甘草5～15克，红枣4～6枚，淮小麦50～100克，夜交藤15～50克，水煎服，每日1剂。

神经衰弱的诊疗

脚穴按摩法

按摩脚部穴位和顺序为：1穴、2穴、3穴、4穴、5穴，用右手拇指同时对上述穴位反复揉搓。18穴用按摩棒的一端稍用力反复按摩。36穴用按摩棒的一端用力反复按摩。22穴、23穴、24穴，用手紧握棒的中间，用棒的另一端用力按在22穴上，按其22穴、23穴、24穴走向用力加压划过，上述3穴按摩都应在100次左右。左脚按摩和右脚相同，但无18穴。

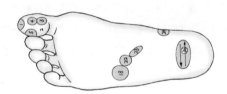

对症按摩

神经衰弱的患者比正常人更容易疲劳，对于工作和学习的热情也相对较低，睡眠状态欠佳。对此，患者可以每天按压百会穴、风府穴、风池穴和神门穴等穴，有利于缓解神经衰弱症状。

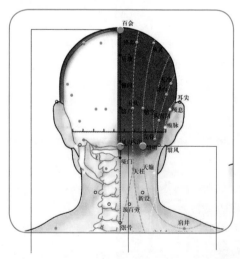

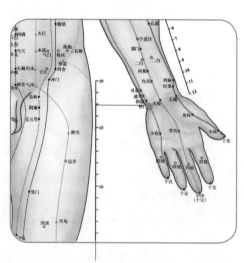

百会穴
位于头部，当前发际正中直上5寸，或两耳尖连线中点处。

风府穴
位于项部，当后发际正中直上1寸，枕外隆凸直下，两侧斜方肌之间凹陷处。

风池穴
位于后颈部，后枕骨下，两条大筋外缘陷窝中，相当于耳垂齐平。

神门穴
腕横纹尺侧端，尺侧腕屈肌腱的桡侧凹陷处。

图解常见病特效自疗一学就会

刮痧取穴

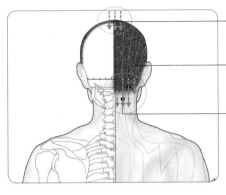

百会穴
　　头部，当前发际正中直上5寸，或两耳尖连线中点处。

风池穴
　　后颈部，后枕骨下，两条大筋外缘陷窝中，相当于耳垂齐平。

天柱穴
　　斜方肌外缘之后发际凹陷中，约当后发际正中旁开1.3寸

刮法	刺激程度	次数
面刮、平面按揉	轻度	30

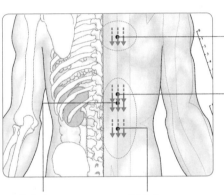

心俞穴
　　背部，当第5胸椎棘突下，旁开1.5寸。

胆俞穴
　　背部，第10胸椎棘突下，旁开1.5寸。

脾俞穴
　　背部，当第11胸椎棘突下，旁开1.5寸。

肾俞穴
　　腰部，当第2腰椎棘突下，旁开1.5寸。

足三里穴
　　外膝眼下3寸，距胫骨前嵴1横指，当胫骨前肌上。

三阴交穴
　　小腿内侧，足内踝尖上3寸，胫骨内侧缘后方。

食疗保健

山药猪脑汤

　　取猪脑1个，山药50克，枸杞子15克。将所有材料洗净后一同放入锅中，加适量清水，再放入盐、葱、姜，煨熟即成。

莲子桂花糖

　　莲子120克，冰糖150克，桂花15克，银耳30克。银耳与莲子泡涨后蒸熟，锅中倒入适量清水。桂花和冰糖放入锅中加水，水沸后，放入银耳略烫；捞出后与蒸熟的莲子均匀混合，把锅中冰糖汁浇上即可。可佐餐食用。

(50) 类风湿关节炎

类风湿关节炎是一种慢性全身性疾病，常侵犯多处小关节，可使关节呈梭状畸形、僵硬，严重影响劳动和正常生活。

● 病症诊断

多见于青壮年，一般起病缓慢，急性期可有发热。关节病变的分布常左右对称，从小关节开始，尤其是掌指关节和近侧指关节，进一步发展到腕、肘、膝等关节。关节常肿大成梭形。晚期关节畸形、僵硬，不能伸屈。部分患者先从骶髂关节发病，逐渐侵及脊椎，晚期脊柱完全强直。

● 治疗方法

● 现代医学治疗

止痛药物：保泰松，每日300毫克，连服7天，如有效就减为每日100毫克的维持量；服药期间注意白细胞变化，如白细胞计数减少时就应该停药；有慢性胃痛和胃出血病史的患者，使用本药应特别慎重。水杨酸钠，0.5~1克，日服3次。本药对胃有刺激，最好同时用氢氧化铝凝胶保护。

激素：泼尼松，每日30毫克，分3次口服，发生疗效后减为每日6~10毫克，以维持最小药量（一般2.5~5毫克）控制复发。服激素期间适当口服氯化钾，并注意激素副作用的产生。泼尼松在1~2天内可以使关节肿痛迅速减轻，可惜疗效不能持久，停药以后容易复发。

● 中医治疗

（1）风寒湿盛：关节疼痛，遇冷加重，局部关节发冷，舌苔薄白腻，宜祛风散寒。细辛5克，甘草、制川乌、麻黄各10克，羌活、姜黄、芍药、独活、黄芪各15克，水煎服。

（2）淤阻经络：关节肿痛，久治不愈，反复发作，宜祛淤通络。炙蜣螂2.5克，炙蕲蛇、甘草、炙地鳖虫各7.5克，炙蜂房10克，全当归、寻骨风、钻地风、鹿衔草、伸筋草各15克，老鹳草100克，炙蜈蚣粉1.5克（冲），炙全蝎粉1.5克（冲），水煎服，每日1剂。

类风湿关节炎的诊疗

取穴按摩

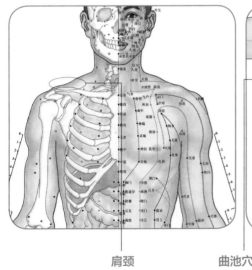

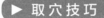
▶ 取穴技巧

正坐垂足，稍稍将膝盖向内倾斜，一手食指、中指两指并拢，其他手指弯曲，以食指、中指两指指腹顺着跟腱外侧的骨头向上摸，小腿肌肉的边缘即是飞扬穴。

飞扬穴位于小腿后，外踝后，昆仑直上7寸，承山穴外下方1寸处。按摩此穴，具有疏筋活络的作用，对类风湿关节炎有不错的疗效。

程度	指法	时间/分钟
适度		1~3

对症治疗

对于类风湿关节炎，可以按摩肩颈，按揉曲池穴、外关穴、合谷穴，每天坚持按5分钟，即可缓解关节炎所致的关节红肿、疼痛。

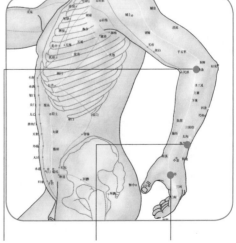

肩颈

曲池穴
屈肘成直角，在肘横纹外侧端与肱骨外上髁连线中点处。

外关穴
前臂背侧，腕背横纹上2寸，尺骨与桡骨之间。

合谷穴
手背第1、2掌骨间，第2掌骨桡侧的中点处。

第四章 内科疾病

153

本章看点

● 痈
指多个毛囊和皮脂腺的急性化脓性感染

● 淋巴管炎
可分为网状淋巴管炎和管状淋巴管炎两种

● 急性淋巴结炎
因细菌侵入伤口，进入淋巴结而产生。

● 乳腺炎
由细菌从受损的乳头侵入所致

● 甲沟炎
即在手指甲的周围组织发生的化脓性炎症

● 化脓性腱鞘炎
多是由脓性指头炎感染未及时控制而引发

● 肠梗阻
有腹胀、恶心、呕吐、便秘等各种症状
……

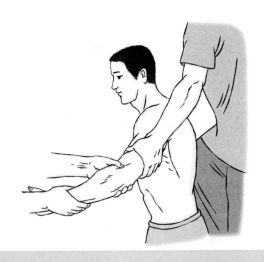

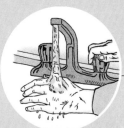

第五章
外科疾病

外科的疾病种类繁多，它的治疗难度主要在临床实践上，正如我们常说的"千方易得，一效难求"。有时候对于同样一种病症，有的人只需要服用几片药就可以痊愈，而有的病情复杂者，尝试了很多方法也不见好转。所以对待外科病，还是要辨清病因，对症施治，才能收获理想结果。

(51) 痈

痈，也属于阳证，是指多个毛囊和皮脂腺的急性化脓性感染，致病细菌多为金黄色葡萄球菌或白色葡萄球菌。多发于项颈处和背部。患于项颈处的痈，俗称"脑疽"；患于背部的痈，俗称"发背""搭手"。痈，多见于成年人，有糖尿病的人更易发生，且不易愈合。

● 病症诊断

痈刚发作时，为粟粒样白头，然后，红肿范围逐渐扩大，在中央形成多个脓头似蜂窝状，周围组织红肿硬结，疼痛剧烈。患者体温在38～39℃，严重的可能会有高热、寒战、头痛、头晕等症状出现，以致形成全身性感染。

● 治疗方法

● 现代医学治疗

应用磺胺类药物和抗生素。

糖尿病患者，在治疗本病的同时，应进行血糖的控制。

● 中医治疗

痈刚发作时，可采用新鲜草药或金黄膏外敷。在脓肿形成或坏死组织未脱时，可作"＋""＋＋"形切开引流。创面用八二丹或九一丹、金黄膏或红油膏外敷。

在创面坏死组织脱落后，若肉芽生长良好，改用生肌散、白玉膏外敷；若创面肉芽生长过度，宜予剪除。创面四周皮肤要保持清洁，以免伴发皮疹、疖肿，局部不宜挤压。患于项部的可用四头带包扎；患于上肢的宜用三角巾悬吊；患于下肢的宜将下肢抬高。有全身症状时，应适当休息。

中成药：病情较轻的患者，可选用牛黄解毒片、解毒消炎丸、银黄片、清热消炎片、三黄丸、牛黄醒消丸等中成药。

中草药：选用可清热解毒的中草药煎服。

痈的图示与诊疗

背部痈图示

　　痈刚发作时，是粟粒样白头，之后红肿范围逐渐扩大，呈蜂窝状，周围组织红肿硬结，疼痛剧烈。

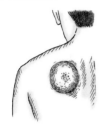

十字切口图示

　　痈刚开始发作时，可以采用新鲜草药或金黄膏外敷，在脓肿形成或坏死未脱落时，可作"＋""＋＋"形切开引流。

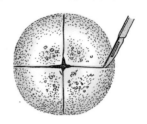

痈的切面图示

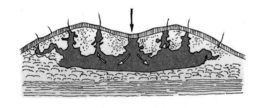

　　患者体温在38～39℃，严重者可能会出现高热、寒战、头痛、头晕等症状，以致最后形成全身性感染。

缓解皮肤瘙痒的对症按摩

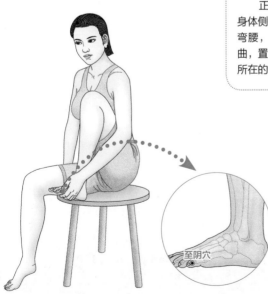

至阴穴

▶ 取穴技巧

　　正坐垂足，将要按摩的脚稍向斜后方移至身体侧边。脚跟着地，脚趾斜向外侧翘起。俯身弯腰，同侧手四指握脚底，掌心朝上，拇指弯曲，置于足小趾端外侧、趾甲角旁，则拇指指尖所在的位置即是至阴穴。

　　"至阴"的意思是指人体内膀胱经的寒湿水气由此外输体表。按摩这个穴位，有清热泻火、通窍止痛的作用，能够缓解痈所致的皮肤瘙痒的症状。每日掐按穴位3分钟即可。另外，此穴对头痛、眼痛、鼻塞亦有调理作用。

程度	指法	时间/分钟
轻		1~3

● 拔罐选穴与治疗方法

1. 精确取穴

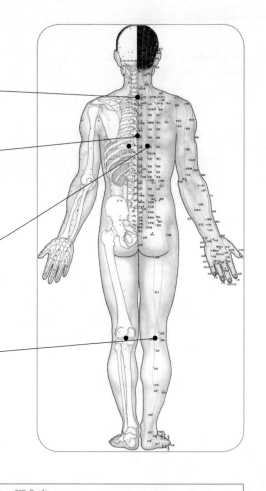

大椎穴 ———
　　位于人体背部，第7颈椎棘突下凹陷中。

灵台穴 ———
　　位于人体背部，当后正中线上，第6胸椎棘突下凹陷中。

膈俞穴 ———
　　位于人体背部，当第7胸椎棘突下，旁开1.5寸处。

委中穴 ———
　　位于人体腿部，腘横纹中点，当股二头肌腱与半腱肌肌腱的中间。

图解常见病特效自疗一学就会

2. 选穴及操作步骤

● 刺络罐法①	大椎穴、灵台穴、膈俞穴		
让患者取坐位并暴露背部 →	对所选穴位皮肤进行常规消毒 →	用三棱针挑刺之，并使其出少量血 →	用闪火法将罐吸拔在挑刺的穴位上，留罐10～15分钟

● 刺络罐法②	委中穴	
让患者取俯卧位 →	对穴位皮肤进行消毒 →	用三棱针快速点刺穴位，使之出少量血 →
用闪火法将火罐吸拔在穴位上，留罐5～10分钟（达到出血量为10毫升左右）→	起罐后用干棉球将血迹擦拭干净，以免感染	

52 淋巴管炎

淋巴管炎，是指化脓性细菌侵入人体后沿淋巴管扩散而引起的急性炎症。引起急性淋巴管炎的化脓性细菌，主要是链球菌和葡萄球菌。它们从伤损的皮肤或黏膜侵入人体，然后感染淋巴管。淋巴管炎可分为网状淋巴管炎和管状淋巴管炎两种。网状淋巴管炎多发于人体的面部和下肢，而管状淋巴管炎则多发于人体的四肢。

● 病症诊断

网状淋巴管炎：通常是细菌由污染的创伤处侵入皮肤所致。轻微者仅在伤口与周围出现红晕；严重者红晕迅速扩散，呈弥漫性肿胀、发热和潮红。红晕与周围正常皮肤有明显界限。其中，由溶血性链球菌引起的急性网状淋巴管炎，特称"丹毒"。

管状淋巴管炎：浅层淋巴管炎，可以看到自伤口部位发出一条红线，摸上去比较硬而痛，俗称"红丝疔"；深层淋巴管炎，可引起肢体肿胀和疼痛。二者均可有怕冷发热等全身症状。

● 治疗方法

● 现代医学治疗

注射用青霉素：每次80万～160万单位，每6～8小时1次，肌内注射；或阿莫西林每次0.4～0.6克，每日3～4次。

注射用庆大霉素：每次8万单位，每日2～3次，肌内注射。

注射用头孢噻肟钠：每日6～12克，分2～4次静脉滴注。

有全身症状者，应适当休息；患于四肢的，应将患肢抬高。预防：发生疖、痈、蜂窝组织炎及其他皮下感染时，应及时治疗，防止化脓性感染。

● 中医治疗

七叶一枝花、金线吊葫芦块根各15～25克，水煎服；半边莲、半枝莲、鬼针草、金银花（藤）、蒲公英、乌蔹莓、鸭跖草、羊蹄、野菊花、紫花地丁各适量，水煎服。

板蓝根50克，栀子、黄柏、赤茯苓各15克，车前子25克，水煎服。

还可用小刀或三棱针沿红线挑断数处，使在红线处及红线尽头淋巴结部位出血，外敷草药或金黄膏、玉露膏。

淋巴管炎的诊疗与常用外用药

淋巴管炎治疗

浅层淋巴管炎可以看到自伤口部位发出一条红线，摸上去比较硬而痛，俗称"红丝疗"，可以用小刀或三棱针沿红线挑断数处，使其出血。

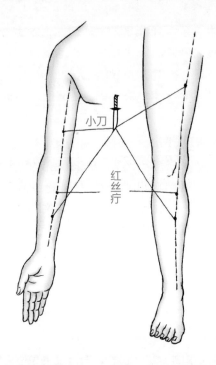

小刀

红丝疗

皮肤破溃时常用外用药物

药名	制法	功用
千锤膏	又叫红膏药。蓖麻子油150克，嫩松香600克，轻粉50克，东丹100克，银朱100克。先将蓖麻子油和嫩松香一起放入砂锅内，炖烊后离火，用木棒不断搅匀约5分钟，稍冷后缓慢放入银朱、东丹，搅匀，最后缓慢放入轻粉，搅匀成膏。使用时，以小火保温，摊于纸上	消肿止痛、提脓祛腐
青黛膏	青黛10克，石膏20克，滑石20克，黄柏10克，研磨成极细粉末，拌和均匀。药末2成，凡士林8成，按比例调和成膏	祛湿止痛、清热解毒
消痔膏	煅田螺100克，煅咸橄榄核50克，冰片2.5克，共研磨成细末状。药末2成，凡士林8成，按比例调和成膏	消痔、退肿、止痛
玉露膏	芙蓉叶100克，研磨成极细粉末，加凡士林400克，调和成膏	凉血、清热、退肿
八二丹	即二宝丹。熟石膏40克，升丹10克，共研磨成细末状	提脓祛腐

(53) 急性淋巴结炎

当从伤口侵入人体的细菌沿淋巴管侵入淋巴结时，就会诱发急性淋巴结炎。此病大多数由其他炎症引发，原发病所在部位存在明显的污染创伤或炎症。感染细菌主要为链球菌和葡萄球菌。急性淋巴结炎最常发生的部位是项颈、腋窝、腹股沟等处，其中以颈部最多见。患于颈部的中医称之为"颈痈""痰毒"；患于腋窝部的中医称之为"腋痈"。

◎ 病症诊断

病情轻的，淋巴结会出现肿大、压痛，大多会有体温上升的症状。病情重的，淋巴结肿痛厉害，周围皮肤红肿发热，体温升高至39℃左右，炎症进一步发展，可形成脓肿。

颌下淋巴结炎，其原发病灶多为扁桃体炎、龋齿、上呼吸道感染或口腔炎。腋窝部淋巴结炎，主要来自手指感染。腹股沟部淋巴结炎，来自下肢创伤或足癣感染。

◎ 治疗方法

◎ 现代医学治疗

可选用磺胺类药物或抗生素进行治疗。

◎ 中医治疗

局部治疗：外敷草药或金黄膏。脓肿形成应作切开排脓，用八二丹药线引流。

全身治疗：主要以散风化痰、清热消肿的中药为主。

颈、腋部淋巴结炎：黄芩、赤芍、栀子、夏枯草、牛蒡子各15克，连翘15～25克，板蓝根50克，水煎服。

下肢淋巴结炎：黄柏、当归、川牛膝、制大黄各15克，赤芍25克，蒲公英50克，连翘15～25克，水煎服。

急性淋巴结炎的检查与外用药

颈部淋巴结群

检查颈部淋巴结群时，应让患者头稍昂起，使局部松弛后，进行滑动触诊。

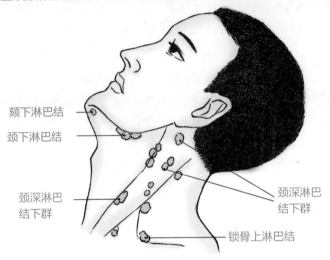

颏下淋巴结
颈下淋巴结
颈深淋巴结下群
颈深淋巴结下群
锁骨上淋巴结

外科常用外治药物

药名	制法	功用
白玉膏	尿浸石膏（或熟石膏）45克，制炉甘石5克，研磨成极细粉末和匀，以麻油少许调成膏，再加入凡士林100克	润肤、生肌、收敛
冲和膏	紫荆皮25克，独活15克，赤芍10克，白芷5克，石菖蒲7.5克，研磨成极细粉末。药末2成，凡士林8成，调和成膏	活血定痛
红油膏	熟石膏45克，升丹5克，东丹7.5克，凡士林500克。将药研磨成极细粉末，将凡士林融化后，一起调和成膏	防腐生肌
回阳膏	草乌（炒）、干姜（煨）各150克，赤芍（炒）、白芷、天南星（煨）各50克，肉桂15克，研磨成极细粉末，热酒调敷或撒于膏药内贴之	温经活血、散寒化痰
金黄膏	大黄、黄柏、姜黄、白芷各25克，天南星、陈皮、苍术、厚朴、甘草各10克，天花粉50克，一起研成细末。药末2成，凡士林8成，按比例调和成膏	清热、散淤、消肿、止痛

54 乳腺炎

乳腺炎，又称为"乳痈"，俗称"奶疖"，是化脓性细菌从受损的乳头侵入，在乳腺中引发的炎症感染。乳腺炎常发生于产后妇女，在初产妇中比较多见。此时产妇的乳汁经常阻塞不通，这就为细菌的滋生繁殖提供了一个良好场所，因此细菌繁殖迅速、来势凶猛。

● 病症诊断

患者乳房肿胀，疼痛发热，皮肤发红，大多有肿块，甚至有搏动性跳痛。脓肿形成时，有时会有波动感；全身出现发热、寒战、食欲减退、疲乏等现象；患侧腋窝淋巴结肿大。

● 治疗方法

● 现代医学治疗

可选用青霉素或克林霉素等抗生素治疗。

● 中医治疗

发病初期，可用温热的湿毛巾敷于患处，一天3～5次，每次15分钟左右，可以帮助局部肿块的消散，或用新鲜草药捣烂外敷，或用金黄膏、玉露膏外敷；脓肿形成后，可采取放射形切开排脓，切口应选择在脓肿的最低位置。

（1）选用通络、清热、解毒的中药。

药方：生甘草5克，牛蒡、黄芩、赤芍各15克，当归、路路通各20克，王不留行子25克，蒲公英50克，全瓜蒌20～40克，鹿角粉5克另吞或鹿角霜15克入煎。

特殊患者加减法：即将化脓的患者，加皂角刺15～25克，穿山甲15克。热毒太盛的患者，可以去掉鹿角粉、当归，另加入板蓝根、鲜生地黄各50克，金银花20克。新产妇患者，去掉黄芩，蒲公英改为20克，加川芎7.5克、益母草15～25克。

（2）选用清热解毒的草药：蒲公英、紫花地丁等，一至数种煎服。

（3）初起轻症，可用鹿角粉5～10克，温酒吞服（重症无效）。

（4）露蜂房50克，生甘草5克，水煎服。每天1剂，服2剂见效。

乳腺炎的中西医疗法

乳腺炎切开排脓

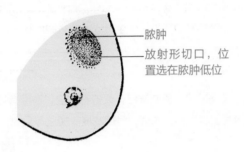

脓肿

放射形切口，位置选在脓肿低位

防治乳腺炎穴位按摩

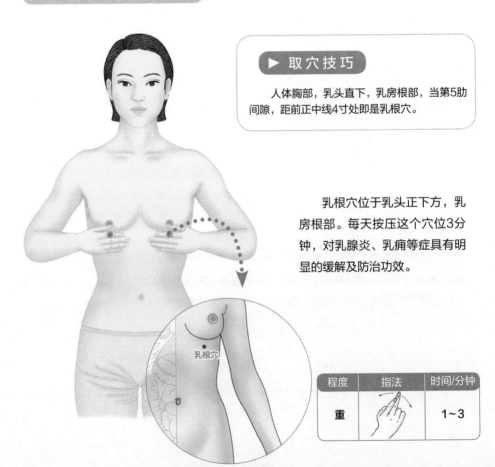

▶ 取穴技巧

人体胸部，乳头直下，乳房根部，当第5肋间隙，距前正中线4寸处即是乳根穴。

乳根穴位于乳头正下方，乳房根部。每天按压这个穴位3分钟，对乳腺炎、乳痛等症具有明显的缓解及防治功效。

乳根穴

程度	指法	时间/分钟
重		1~3

● 拔罐选穴与治疗方法

1. 精确取穴

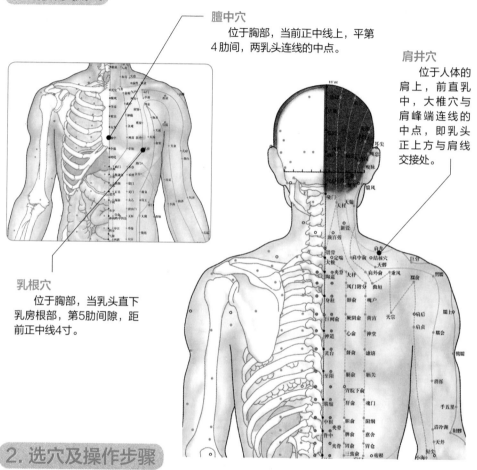

膻中穴
位于胸部，当前正中线上，平第4肋间，两乳头连线的中点。

肩井穴
位于人体的肩上，前直乳中，大椎穴与肩峰端连线的中点，即乳头正上方与肩线交接处。

乳根穴
位于胸部，当乳头直下乳房根部，第5肋间隙，距前正中线4寸。

2. 选穴及操作步骤

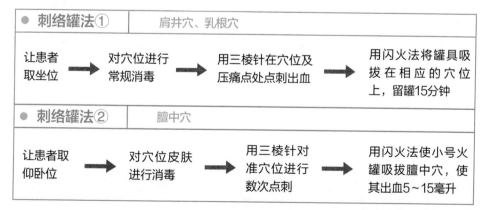

● 刺络罐法①	肩井穴、乳根穴		
让患者取坐位 →	对穴位进行常规消毒 →	用三棱针在穴位及压痛点处点刺出血 →	用闪火法将罐具吸拔在相应的穴位上，留罐15分钟

● 刺络罐法②	膻中穴		
让患者取仰卧位 →	对穴位皮肤进行消毒 →	用三棱针对准穴位进行数次点刺 →	用闪火法使小号火罐吸拔膻中穴，使其出血5~15毫升

165

55 甲沟炎

甲沟炎，是指在手指甲的周围组织发生的化脓性炎症，大多由于轻度损伤，如拔倒刺、修指甲等引起，中医称为"沿爪疔"。

● 病症诊断

病情刚发作时，只有指甲一侧的边缘有轻度疼痛和红肿发热。倘若对病症处理不当或者不及时，炎症就可侵入指甲对侧或指甲下。

● 治疗方法

● 外治方法

发病初期，可用热敷或新鲜草药捣烂外敷，或用金黄膏外敷，或将消炎丸打碎，加少许水调匀后外敷。脓肿形成后，可用刀尖沿指甲旁切开排脓。若脓流不畅时，可用小药线或小纱布条引流。若炎症已侵入指甲下，可考虑切除部分指甲或拔除指甲。

● 内治方法

可选用清热解毒草药，如蒲公英、野菊花等，或清热消炎片、银黄片、青霉素、长效磺胺等药物进行内服治疗。

甲沟炎的排脓

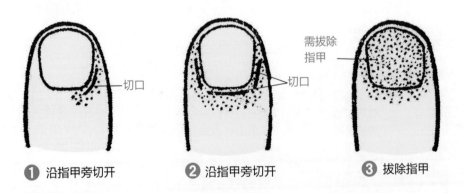

① 沿指甲旁切开　　② 沿指甲旁切开　　③ 拔除指甲

(56) 化脓性腱鞘炎

化脓性腱鞘炎，即腱鞘的急性化脓性炎症，是一种严重的手部伤口感染。大多由脓性指头炎的感染未及时控制，炎症进一步侵入腱鞘所致，或是手部直接损伤（如针刺伤、刀割伤）感染所致。

● 病症诊断

局部肿胀、疼痛、压痛明显。手指屈曲，不能伸直，如用手将患指稍微伸直，患指即有极度疼痛。小指与拇指的腱鞘炎，可以引起手前臂的肿痛，这是因为二者的腱鞘与滑囊相连，故拇指与小指的化脓性感染尤其不可忽视。

● 治疗方法

● 外治方法

早期作切开引流，切口应选择在手指基节的两旁。

● 内治方法

应用大剂量抗生素进行治疗，及时应用可以清热解毒的中草药。

化脓性腱鞘炎的切口

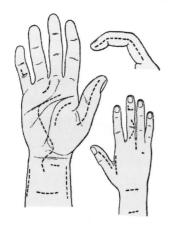

腱鞘炎早期可作切开引流，切口应选择在手指基节的两旁。

化脓性腱鞘炎炎症的扩展

小指与拇指的腱鞘都与滑囊相连，极易引起手前臂的肿痛，应及时治疗。

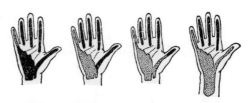

小指腱鞘炎炎症的扩展（点代表炎症）

57 肠梗阻

肠梗阻，常见外科急腹症之一，是指肠腔的内容物如食物、液体、气体等在经过肠道时，因种种原因不能顺利通过而积存于肠内，久之造成突发性腹痛、腹胀、恶心、呕吐、便秘等各种症状。

● 病因

大多是嵌顿疝（小肠气）、手术后肠粘连、蛔虫阻塞、肠套叠、肠扭转和肿瘤等引起的。肠梗阻是急腹症中较危重的疾病，应该早期诊断和积极处理。

● 病症诊断

全腹或中腹部绞痛，持续约半分钟缓解，间歇数分钟至数十分钟又重新发作。且常可听到肠鸣音，梗阻部位较高时伴有反复呕吐，低位结肠梗阻时则呕吐较少，甚至没有，即使出现也较晚；梗阻部位愈低，腹胀愈明显，发病后即无大便和肛门排气。有少数患者因梗阻部位以下肠道积存的大便和气体仍可排出，不能以此认为没有肠梗阻，形成错误诊断。

● 治疗方法

● 现代医学治疗

本病是比较危急的疾病之一，必须进行严密观察，分析病情，及时做出正确的判断和处理，才能获得满意的效果。

诊断为单纯性机械性肠梗阻的早期，或不完全性梗阻，特别是粘连性、蛔虫性、粪块性肠梗阻时，均可先采用非手术疗法，但应严密观察腹痛、腹胀的变化。进行静脉补液，除正常需要即每日5%～10%葡萄糖溶液1500～2000毫升，5%葡萄糖盐水500～1000毫升外，还应同时补足因反复呕吐所损失的液体量。

凡经观察12～24小时，临床症状未见好转或甚至恶化的患者，或一开始就疑有绞窄性肠梗阻可能者，或完全性机械性肠梗阻者，应及时采取手术治疗，避免造成更严重后果。

● 中医治疗

大承气汤：大黄（后入）、枳实、芒硝（冲）、厚朴各15克，一剂浓煎200毫升。保留灌肠，每日1～2次，对粘连性、粪块性肠梗阻患者可以使用。

肠梗阻的图示与诊疗

肠管粘连成锐角所致的梗阻图示

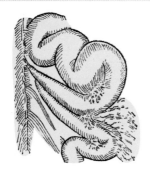

肠套叠（回肠套入盲肠内）图示

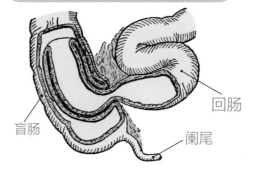

回肠

盲肠

阑尾

止腹痛按摩法

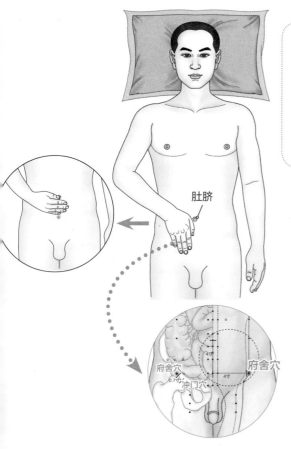

肚脐

府舍穴
府舍穴
冲门穴

▶ 取穴技巧

正坐或仰卧，右手五指并拢，将拇指放于肚脐处，找出肚脐正下方小指边缘的位置，以此为基点，再将右手手指向下，拇指放于此点处，则小指指端边缘的位置即是府舍穴。依此法找出左边穴位。

府舍穴位于人体下腹部，当脐中下4寸，冲门穴0.7寸，距前正中线4寸。坚持每日按摩此穴2次，对肠梗阻所致的轻微腹痛具有缓解效果。

程度	指法	时间/分钟
适度		1~3

169

(58) 急性胆囊炎、胆囊结石

胆囊在肝脏下面胆囊窝内，位于右上腹肋缘下。大多数胆囊炎和胆囊结石是同时存在的，主要因胆石梗阻、胆汁滞留和细菌感染而致病。在临床中，常有因食油腻食物后发病史和反复发作史。

● 病症诊断

首先是腹痛，疼痛部位位于右上腹，突然发作，呈剧烈绞痛，阵发性加剧，可放射至右肩背部。同时伴有发热、恶心、呕吐等。

通过触摸，可发现右上腹部胆囊区有明显压痛、叩击痛和肌紧张，有时还可摸到肿大的胆囊，并可能伴有轻度巩膜黄疸。如果炎症较轻，胆囊则并不肿大，右上腹的肌紧张和压痛也并不明显。

血液检测发现，白细胞总数增加，中性粒细胞计数也增高。

若患者同时出现寒战、高热、黄疸，应考虑胆管炎，此类炎症如逐步加剧，可出现血压下降、中毒性休克，发展为极为危重的急性梗阻性化脓性胆管炎，必须早期认识，及早争取手术。

● 治疗方法

● 现代医学治疗

一般患者宜采取半卧位，可进食少量流质食物，忌油腻食物。病情较严重者，应禁食，输液。

严重患者应进行手术，在进行非手术疗法过程中，如胆囊明显肿大，体征加剧，体温持续上升，怀疑有胆囊积脓和急性梗阻性化脓性胆管炎时，应及早施行手术。

● 中医治疗

（1）玉米须50克，煎汤内服，每日2次。

（2）板蓝根50克，蒲公英、茵陈蒿各25克，制川朴10克，生大黄（后入）、黄芩、川黄柏、玄明粉（分冲）各15克，每天1剂，日服2次。

● 其他注意事项

有经常发作病史的患者，平时应少食油腻的饮食，吃些易消化的食物，尽量避免发作。

胆囊位置及胆囊结石的诊疗

胆囊的位置

胆囊在肝脏下面的胆囊窝内,位于右上腹肋缘下。多数胆囊炎和胆囊结石是同时存在的,主要因胆石梗阻、胆汁滞留和细菌感染而引发。

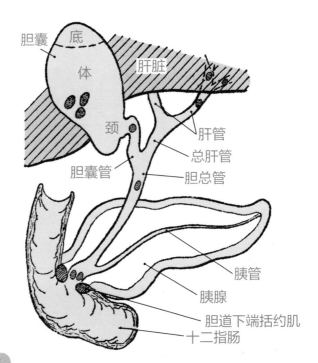

胆囊
底
体
肝脏
颈
肝管
总肝管
胆囊管
胆总管
胰管
胰腺
胆道下端括约肌
十二指肠

胆囊结石对症按摩

用指压方法按摩期门穴3分钟、按压章门穴5分钟。用按揉的手法按摩肝俞穴3分钟、按摩胆俞穴5分钟。每日坚持做2次,就可以起到缓解胆囊结石症状的作用。

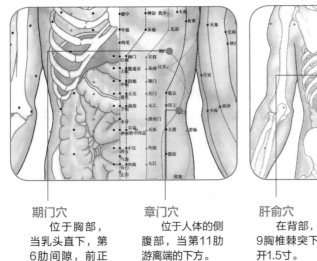

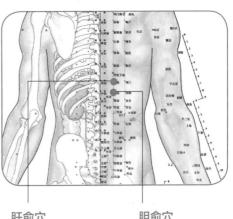

期门穴
位于胸部,当乳头直下,第6肋间隙,前正中线旁开4寸。

章门穴
位于人体的侧腹部,当第11肋游离端的下方。

肝俞穴
在背部,当第9胸椎棘突下,旁开1.5寸。

胆俞穴
在背部,第10胸椎棘突下,旁开1.5寸。

59 内痔

内痔是指发生在齿线以上的痔静脉曲张团。一般以截石位3点、7点、11点最为多见。它大多因便秘或其他原因而引起痔静脉回流受阻而形成。

● 病症诊断

一期内痔：痔核很小，唯一的症状是排便出血，有时出血量较多，血色鲜红，一般无疼痛。

二期内痔：痔核增大，排便时能脱出肛外，排便完毕自行回纳，伴有痔核出血，出血量一般比初期减少。

三期内痔：痔核更大，排便时经常脱出肛外，不能自行回纳，常需卧床休息或手推才能回纳。如形成嵌顿，则剧痛，并能引起肛门周围水肿，甚至糜烂坏死或化脓继发肛痛。

● 治疗方法

● 现代医学治疗

采用硬化剂如5%鱼肝油酸钠等注入痔内，对一期、二期内痔出血及脱垂有很好的效果，鱼肝油酸钠用量每次约0.5毫升，每周1~2次。

手术疗法：临床以结扎法应用较广。适用于二期、三期内痔，对纤维型内痔更为适宜。需要值得注意的是，肛门周围有急性脓肿或湿疹者，痢疾或腹泻患者，患有严重肺结核、高血压和肝、肾等疾病者，临盆妇女，因门脉高压引起的内痔者，均不适合手术。

手术后，患者会有一些不适反应，如果感到疼痛，可用羊蹄躅0.5克研粉吞服，或口服优散痛、安乃近药片；疼痛影响睡眠时，加用苯巴比妥0.1克；疼痛剧烈时，可考虑肌内注射哌替啶50毫克。但止痛药都有一定不良反应，宜控制用量。

● 中医治疗

保持大便通畅：大便不通时，病情较轻者每天早晨饮一杯淡盐汤或将蜂蜜冲服；病情较重者服用一些食物油；严重的用羊蹄根（土大黄）15克煎服，或番泻叶10克泡茶饮服，或酚酞片，每晚2片。

内痔出血时，实证用脏连丸，每日15克，分2次服；虚证用十全大补丸，每日15克，分2次服。第2个月每日2次，第3个月每日1次，每次用量均为3克。

内痔的常见部位及诊疗

内痔常见部位

以3点、7点、11点发病最为多见。

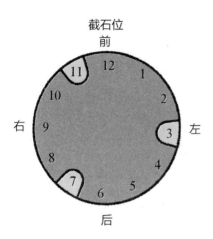

内痔示意图

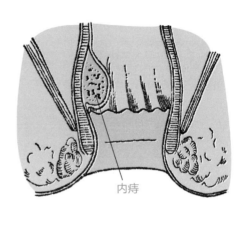

对症按摩

内痔是肛门病的一种，是指发生在齿线以上的痔静脉曲张团。一般以截石位3点、7点、11点最为多见。它多由便秘或其他原因引起痔静脉回流受阻而形成。

每天按压秩边穴、长强穴各5分钟，可以缓解内痔症状。

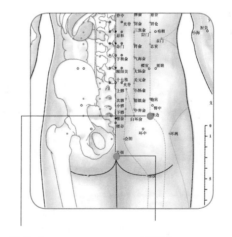

秩边穴
　　背正中线旁开3寸，平第4骶后孔。

长强穴
　　尾骨端下，当尾骨端与肛门连线的中点处。

● 拔罐选穴与治疗方法

1. 精确取穴

大肠俞穴 ————
　　位于人体腰部，当第4腰椎棘突下，旁开1.5寸处。

长强穴 ————
　　位于人体尾骨端下，当尾骨端与肛门连线的中点处。

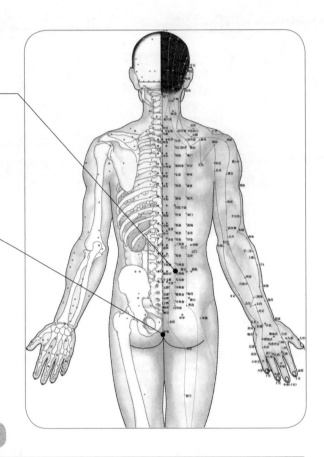

2. 选穴及操作步骤

● 刺络罐法①	大肠俞穴

让患者取俯卧位，对身体两侧的穴位皮肤进行消毒 ➡ 用细三棱针快速刺入身体一侧的大肠俞穴中（一般刺入的深度为0.2~0.3厘米） ➡ 刺入后要摇摆针体5~6次，以使身体同侧下肢有明显的酸胀放射感

➡ 出针后用闪火法将大玻璃罐吸拔在穴位上，留罐20分钟 ➡ 起罐后，用干棉球擦净血污

● 刺络罐法②	长强穴

让患者取俯卧位，对穴位皮肤进行常规消毒 ➡ 用手将穴位皮肤捏紧，用三棱针快速刺入穴位并挑破 ➡ 以闪火法将罐吸拔在穴位上，留罐10~15分钟

⑥⓪ 外痔

外痔，是指发生在齿线以下的静脉曲张团。外痔不能送入肛内，一般不会出血。常见的外痔有血栓性外痔和结缔组织性外痔。血栓性外痔，多见于中年男性。

● 病因

多因便秘而排便时用力过大，使痔静脉破裂，血块凝结在皮肤下形成血栓所致。

结缔组织性外痔也是外痔的一种，是浅部静脉和皮下淋巴回流受阻，从而形成的结缔组织增生。而造成浅部静脉和皮下淋巴回流受阻的原因通常有3种：孕妇生产时腹压增高；二期、三期内痔经常脱出；肛裂反复感染。

● 病症诊断

肛门旁有半圆形、青紫色、球状肿块。且疼痛剧烈，排便时加重，有显著触痛。肛门有异物感，患者自觉不适。

结缔组织外痔是齿线以下肛门边缘赘生皮瓣，一般不痛、不出血。患者只是自觉肛门部有异物感。发炎时外痔肿痛，有时化脓可溃破成瘘。

● 治疗方法

● 现代医学治疗

用高锰酸钾坐浴；消痔膏外敷。

手术疗法：在局部皮下注射0.5%利多卡因溶液。在血栓痔中央皮肤作一切口，用血管钳将血栓剥离，取出血栓，二侧皮瓣略予修剪。术毕用九一丹棉花嵌入创口，外盖红油膏纱布，用胶布固定。经1~2天后将嵌入的棉花取出，掺九一丹、红油膏，每日上午排便后换药1次，7~10天创面即可愈合。

● 中医治疗

熏洗：芒硝50克，煎汤熏洗，每日1~2次；金樱子根、大蓟根、石蒜各等分，煎汤熏洗。

外敷：瓦松嫩头捣烂，加冰糖少许，外敷。

● 其他注意事项

外痔呈环状的只能作部分切除。如果全部切除，在收口后若瘢痕收缩，可能引起肛门狭窄，容易发生肛裂。

外痔好发部位及麻醉部位

血栓性外痔

血栓性外痔多见于中年男性，其形成与便秘且排便时用力过大有关。

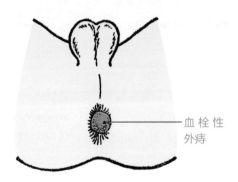

血栓性外痔

血栓性外痔的好发部位

血栓性外痔多发于肛缘皮下截石位3点、9点处。

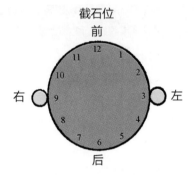

外痔手术麻醉部位示意图

当外痔皮瓣过大，在无炎症时，可考虑切除。

首先在痔根部注射0.5%利多卡因溶液，作局部浸润麻醉。用血管钳钳住外痔上端，再用剪刀沿根部进行剪除；切除后创面有渗血，可用外敷止血药，压迫止血和烧灼止血法或用肾上腺素棉球压迫。术毕在创面上涂九一丹或八二丹、红油膏少许，并用纱布盖贴，胶布固定。以后每天上午排便后，洗净创口，外用红油膏、九一丹，直至收口。

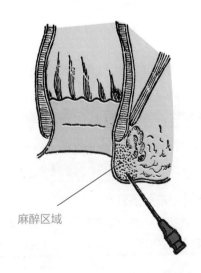

麻醉区域

图解常见病特效自疗一学就会

取穴推拿

精确取穴

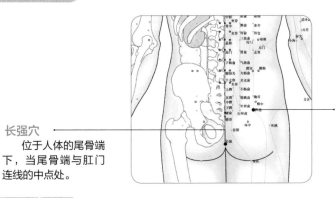

长强穴
位于人体的尾骨端下，当尾骨端与肛门连线的中点处。

秩边穴
位于人体背正中线旁开3寸，平第4骶后孔。

推拿方法

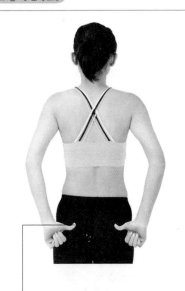

秩边穴
双手伸到腰背后，拇指在前，其余四指自然并拢，以拇指指腹用力按压背正中线旁开3寸，与第4骶后孔齐平的秩边穴。

力度	手法	时间
★★★★	按压	2分钟

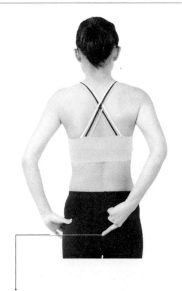

长强穴
右手伸到臀后，用食指或中指用力按揉尾骨端与肛门连线中点处的长强穴。便秘、腹泻或者有痔疮的人，会有酸胀的感觉，同时会感到酸胀感向体内和四周扩散。

力度	手法	时间
★★★	按揉	5分钟

61 肛门瘘管

　　肛门瘘管是肛门直肠周围脓肿的后遗症，简称"肛瘘"。在临床上，分为化脓性肛瘘和结核性肛瘘两种。

● 病症诊断

　　化脓性肛瘘：经常性或间歇性流出黏稠的脓性分泌物；可触及硬索条物；外口呈栓状隆起于皮肤，内口在黏膜面，呈赤红色；瘘管周围由于疤痕的牵引而形成沟状凹陷。

　　结核性肛瘘：经常性或间歇性流出干酪样稀薄分泌物；无硬的条索状物；外口不整齐，不隆起，有潜行边缘，皮下有脓腔。

● 治疗方法

● 手术疗法

　　采用肛瘘切开术治疗，手术步骤如下：

　　注射0.5%利多卡因溶液，作局部浸润麻醉。先用球头银丝找寻内口，了解内口部位。右手持有沟槽针，自瘘管外口插入管道，穿出内口，再以左手食指插入肛内，将槽针自肛内挑出，用剪刀沿槽针沟将管道剪开。如瘘管在截石位3点、9点，不易将槽针挑出时，可用食指插入肛内顶住槽针顶端，沿槽针沟切开管道。开深一些（要求达到括约肌外环处），则效果更佳，愈后不易复发。

内吸外口图示

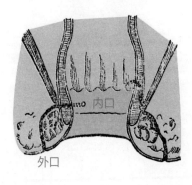

内口

外口

> **预防肛瘘小贴士**
>
> 　　1. 建立正常的膳食习惯，油腻饮食会酿生湿热，所以不宜多吃。应多吃清淡含丰富维生素的食物，如绿豆、萝卜、冬瓜等新鲜蔬果。
> 　　2. 养成良好的排便习惯，每日排便后坐浴以保持肛门清洁，对预防感染有积极作用。
> 　　3. 积极防治便秘与腹泻。

(62) 烧伤

烧伤是日常生活中较为常见的一种机体损伤，它不仅是皮肤损伤，有时还可深达肌肉、骨骼，严重者可引起一系列全身变化，如感染、休克等。烧伤大多是火焰、水蒸气、热水、热油、电流、放射线、激光或强酸、强碱等化学物质作用于人体所引起的。

● 病因

热力因素，如沸水、热粥、热油、火焰、钢水和水蒸气等；化学因素，如强酸、强碱，磷、毒气等；电力因素，如触电、闪电伤；放射能因素，如深度X线、原子能等。

● 病症诊断

烧伤面积和深度的估计：烧伤面积和深度是决定烧伤的严重程度和进行治疗时的根据。

面积估计方法：患者自己五指并拢时的1个手掌面积占全身面积的1%。

烧伤深度估计方法：可以依照烧伤深度分类来大致估计烧伤深度。

Ⅰ度（红斑性）：深度达角质层；烧伤部位发红，干燥，无水疱；疼痛，感觉过敏；3～6天即可痊愈，无疤痕。

Ⅱ度（水疱性）：深度可达真皮层；烧伤部位有水疱，创面润湿。基底潮红，则为浅Ⅱ度；若基底发白，有小出血点，则为深Ⅱ度。感觉疼痛。浅Ⅱ度烧伤，1～2周可痊愈，无疤痕；而深Ⅱ度3～4周才能痊愈，会有轻度疤痕。

Ⅲ度（焦痂性）：烧伤范围包括全层皮肤或可达皮下各层，以至肌肉骨骼。无水疱，干燥，白色或炭化，或可见皮下静脉栓塞；稍痛，常有知觉障碍现象。3～4周后，焦痂脱落，须植皮，不然常遗留较多疤痕及畸形。

● 治疗方法

保护创面以使不再污染，如用急救包、三角巾或手边较清洁的衣服、被单迅速包扎创面，尽量不要弄破水疱。

疼痛可口服止痛片或注射镇痛剂，对头面部烧伤或呼吸道严重烧伤者忌用吗啡或哌替啶，以免影响呼吸。

烧伤面积估算及处理

烧伤面积估算法

手掌法

患者五指并拢时的1个手掌面积占全身面积的1%，以此来计算烧伤的面积。

新九分法

头颈部9%（1个9）；上肢18%（2个9）（每侧上肢为1个9）；躯干（不包括臀部）27%（3个9）；下肢及臀部46%（5个9+1）（每侧下肢为23）；全身合计11个9+1=100。

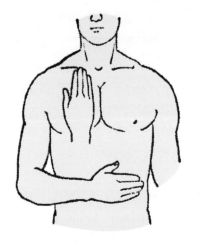

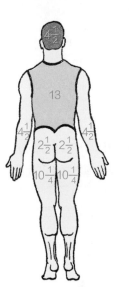

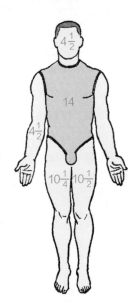

烧伤后处理

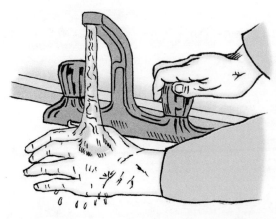

酸碱烧伤时，要尽快脱去衣裤，用大量水冲洗皮肤或浸到水池中。也可用1%～2%醋酸溶液或5%氯化铵溶液来中和碱性烧伤；以2%～5%碳酸氢钠溶液来中和酸性烧伤。磷烧伤时还可用湿布或碳酸氢钠溶液湿敷创面。

图解常见病特效自疗一学就会

63 冻疮

冻疮是由寒冷引起局部血液循环障碍所致的冬天常见病，主要人群包括儿童、妇女及老年人。

● 病症诊断

多发生手背、手指、足跟、足趾、耳朵等肢端或关节突出的部位；患者局部充血、肿胀，色鲜红到暗红，局部温度较低，并可出现水疱甚至溃疡。同时有发胀及痒的感觉，遇热后胀、痒感觉尤甚。溃破后则痛。

● 治疗方法

● 现代医学治疗

蜂蜜猪油冻疮膏（由蜂蜜70毫升、猪油30克混合而成），外涂，每日2～3次；未破溃时可用促进血液循环的药物，如辣椒酊，中药红灵酒（生当归100克切片，红花、花椒各50克，肉桂100克切薄片，樟脑、细辛各25克研细末，干姜50克切碎片，用95%酒精1000毫升，浸泡7天后用），还可用白酒外擦，用冻疮软膏促使局部皮肤充血。

● 中医治疗

生姜、葱根各适量，煎水熏洗手脚。

● 其他注意事项

入冬前经常摩擦双手，或在冷水及温水中交替浸泡并在浸泡后按摩，还可常用辣椒水洗手以促进局部血液循环。

预防冻疮法

入冬前，经常摩擦双手，特别是以前长过冻疮的地方，或在冷水及温水中交替浸泡，以此促进手部血液循环，达到预防冻疮的目的。

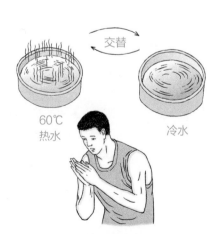

交替

60℃
热水

冷水

(64) 湿疹

湿疹是最常见的一种急性或慢性的炎性皮肤病，主要表现为剧烈瘙痒，皮损多形性、对称分布、有渗出倾向，慢性病程、易反复发作等，任何年龄、任何部位都可能发生。湿疹的病因尚不十分清楚，一般认为与过敏或神经功能障碍等多种内外因素有关。

● 病症诊断

根据病程及皮肤损害的不同，湿疹可分为急性和慢性两种。急性湿疹的皮损有多形性，有复发和发展成慢性的倾向；慢性湿疹损害常为局限性，边缘较清楚，皮肤有显著浸润和变厚。患者在洗澡后、饮酒后、被窝过暖时及精神过度紧张时瘙痒更严重，有时影响睡眠。

● 治疗方法

● 现代医学治疗

镇静剂，如氯氮䓬10毫克或氯丙嗪12.5～25毫克，每日3次或睡前服。

皮损广泛，急性发作，经其他治疗无效者，可用静脉封闭。用小剂量普鲁卡因静脉封闭（小静封）：普鲁卡因40～50毫克（或加维生素C0.5克），加入生理盐水或25%葡萄糖水20毫升，静脉注射，宜缓注（注10～15分钟），每日1次，10次为1个疗程。大剂量普鲁卡因静脉封闭（大静封）：普鲁卡因150～300毫克，维生素C0.5克，加入生理盐水或5%葡萄糖水500毫升作静脉点滴，宜缓滴（滴前最好服苯巴比妥0.1克，可减少反应），每日1次，10次为1个疗程。

● 中医治疗

（1）急性湿疹：宜清热利湿。忍冬藤50克，茯苓皮、苦参片、车前子（包）各20克，黄柏、连翘、制大黄（便秘改生大黄10克后下）各15克，苍术10克，生甘草5克。也可根据病情不同，选择其他药物组方。

（2）慢性湿疹：养血为主。当归养血丸15克，分2次服；如为片剂，则每日服3次，每次10片。

（3）外用方：高良姜、生百部各50克，加水2000毫升，煎至1500毫升外洗，对阴囊湿疹较有效；苦参、地肤子、白鲜皮、香樟木各50克，可加适量盐，煎汤外洗，或煎汤服2次后，再煎第3次作为外洗用（头2次煎服时不用香樟木）。

湿疹的成因及调养

湿疹演变过程

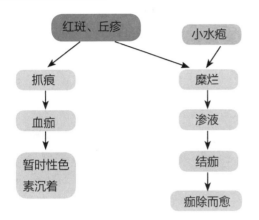

在早期或急性阶段，患处有成片的红斑，密集或疏散的小丘疹，或是肉眼难见的水疱，严重时有大片渗液及糜烂；在亚急性状态，渗液减少及结痂，患处由鲜红变暗红，没有大片糜烂；在慢性状态，渗液更少或完全干燥而结痂。

湿疹的病因

湿疹可能与下列因素有关：

1.内部因素。如慢性消化系统疾病、肠寄生虫病、内分泌功能失调、感染、神经精神因素、遗传因素等。

2.外部因素。如食物（鱼、虾、牛肉、羊肉等）、吸入物（花粉、屋尘螨等）、环境变化（炎热、干燥等）、动物毛皮、各种化学物质（化妆品、合成纤维等）等。

湿疹的日常护理

1.冬季洗澡不要太勤，每周1到2次。

2.洗澡水不要太热，一般保持在40摄氏度。

3.少用碱性大的肥皂等清洁用品，少搓澡。

4.保持房间的温度与湿度。

湿疹的饮食调理

1.适当补充维生素，多吃胡萝卜、绿叶蔬菜、水果等富含维生素的食品。

2.避免食用一些刺激性食物，如葱、姜、蒜、浓茶、咖啡、酒类及其他容易引起过敏的食物，如鱼、虾等海味。

● 拔罐选穴与治疗方法

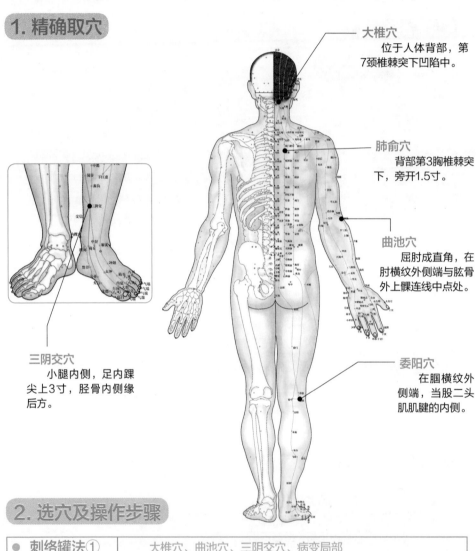

大椎穴
位于人体背部，第7颈椎棘突下凹陷中。

肺俞穴
背部第3胸椎棘突下，旁开1.5寸。

曲池穴
屈肘成直角，在肘横纹外侧端与肱骨外上髁连线中点处。

三阴交穴
小腿内侧，足内踝尖上3寸，胫骨内侧缘后方。

委阳穴
在腘横纹外侧端，当股二头肌肌腱的内侧。

2. 选穴及操作步骤

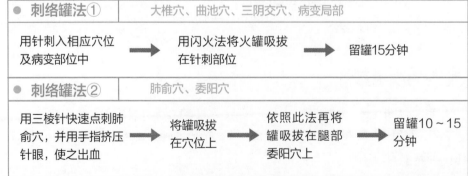

● 刺络罐法①	大椎穴、曲池穴、三阴交穴、病变局部		
用针刺入相应穴位及病变部位中	➡ 用闪火法将火罐吸拔在针刺部位	➡ 留罐15分钟	
● 刺络罐法②	肺俞穴、委阳穴		
用三棱针快速点刺肺俞穴，并用手指挤压针眼，使之出血	➡ 将罐吸拔在穴位上	➡ 依照此法再将罐吸拔在腿部委阳穴上	➡ 留罐10~15分钟

图解常见病特效自疗一学就会

（65） 荨麻疹

荨麻疹，俗称"风疹块"，是一种常见的过敏性疾病，某种食物、药品、蛔虫或其他过敏因素等都可引起荨麻疹。

● 病症诊断

起病快，瘙痒明显，发作后短时间内可自行消退。一天可发作数次。皮损只表现为大小、形态不一的风团。若发生在睑、口唇等组织松弛部位并表现出特别明显的水肿，此为血管神经性水肿。另外，内脏也可发生水肿，同时有胸闷、气急、腹痛、腹泻的表现。有时腹痛剧烈，可误诊为急性腹痛。喉头水肿还可能会发生窒息。

如皮损广泛，颜色特别红，全身症状（发热等）明显者，则可能是药物过敏引起，应详细询问患者在发作前有无服用药物及其他特殊进食史。

● 治疗方法

● 现代医学治疗

首选脱敏疗法，若急性发作或用脱敏疗法无效者，可用盐酸肾上腺素0.5～1毫升皮下注射（高血压、心脏病患者禁用）。口服麻黄碱25毫克，每日3次（高血压、心脏病患者禁用）。利血平0.25毫克，每日3次；或其他安定剂，如氯丙嗪等。

胃肠道症状明显者，可同时合用阿托品、溴丙胺太林等解痉药。

喉头有水肿者，宜立即注射盐酸肾上腺素，并口服泼尼松或静脉滴注氢化可的松。

● 中医治疗

（1）皮损色红，遇热易发，口渴，舌苔薄黄，舌尖舌边红者。梗通草5克，苍术7.5克，防风、黄芩各10克，制大黄、荆芥穗、焦山栀、桑叶各15克，白鲜皮50克。

（2）皮损色淡，遇冷易发，舌苔白腻者。生甘草5克，桂枝、麻黄、羌独、独活各7.5克，陈皮、姜半夏、赤芍各15克，紫苏20克。

加减法：腹痛，加广木香5克、炒槟榔10克；大便有寄生虫，加乌梅肉10克、使君子肉15克、雷丸10克（研粉吞）、苦楝根皮50克；大便秘结，加生大黄15克（后下）。

荨麻疹的诊疗及调养

耳后划刺

有必要时可进行耳后划刺或耳后静脉放血，每日1次。放血部位请参考右图阴影区间。

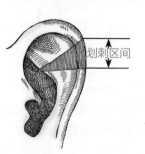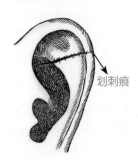

划刺区间

划刺痕

日常护理

1.保持整洁、安静，温湿度适宜，空气清新的生活环境。

2.多饮水，促进致敏物质排泄。

3.避免用力搔抓致使皮肤破损，防止感染；患儿应戴棉质手套，夜间加以约束。

4.避免用肥皂、热水洗澡；忌用手搔抓及摩擦；避免穿着粗、纤衣裤；内衣宜选宽松柔软棉质品。

5.避免冷热环境刺激、情绪激动、剧烈运动。

饮食调理

1. 饮食宜清淡、富有营养的易消化食物。多食蔬菜、水果。有明确食物过敏源的患者，应避免食用此类食物。

2.腹痛者避免食用粗糙、带壳及硬的食物，以免加重腹痛及引起上消化道出血。

3.腹泻者不宜食用纤维素含量较多及润肠通便的食物，如芹菜、香蕉等。

4.饮食应温热，避免油腻、生冷食物。忌食辛辣腥发食物，如牛肉、羊肉、鸡肉、海鲜、香菜、韭菜、生姜、蒜、葱、蛋类、菌类等食物。禁饮浓茶、酒类等。

● 拔罐选穴与治疗方法

1. 精确取穴

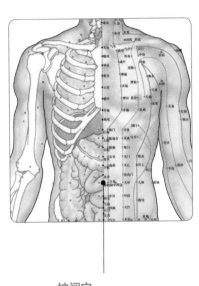

神阙穴
位于人体的中
腹部，脐中央。

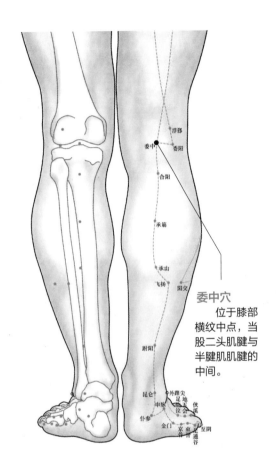

委中穴
位于膝部
横纹中点，当
股二头肌肌腱与
半腱肌肌腱的
中间。

2. 选穴及操作步骤

● **单纯火罐法**	神阙穴	
让患者取仰卧位并暴露脐部 →	采用闪火法将罐吸拔在穴位上，留罐5~10分钟 →	起罐后再拔，连续3次为1疗程，以局部皮肤有明显淤血为准
● **刺络罐法**	委中穴	
让患者取俯卧位 →	对穴位皮肤进行消毒 →	用三棱针快速点刺穴位，使之微出血，用闪火法将玻璃罐吸拔在穴位上，留罐5~10分钟，出血量约10毫升 → 起罐后用干棉球擦净血迹

187

本章看点

- **锁骨骨折**
  可摸到骨折近端向上、向后高突畸形

- **肱骨外科颈骨折**
  各种年龄均可发生，老年人较多

- **前臂双骨折**
  常见于幼儿及青少年，多因暴力引起

- **下肢关节骨折**
  主要介绍髌骨、踝关节以及趾关节的骨折

- **胸腰椎压缩性骨折**
  主要由间接的压缩力量使脊柱突然弯曲所致

- **下颌关节脱位**
  常由于打哈欠或大笑时张口过大而脱落

- **肩关节脱位**
  多由间接暴力（如跌倒时以手撑地）所致

- **四肢关节脱位**
  主要介绍肘关节脱位、髋关节脱位以及髌骨脱位

- **肩周炎**
  由肩关节周围软组织发生病变所致

  ……

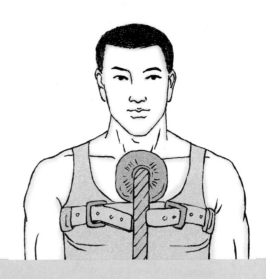

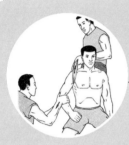

第六章

骨伤科疾病

　　骨伤科，顾名思义，就是指机体的损伤，其范围很广，可以是皮肉伤、筋骨伤，也可以是脏腑和经络之伤。这个科别在传统中医中是一个单独的体系，其治疗原则也很独特，即动静结合、内外兼治、筋骨并重、医患结合。由此可以看出，骨伤科的治疗需要多种治法相结合，这样才能达到理想效果。

66 锁骨骨折

锁骨骨折在生活中较为常见，多数发生在孩子身上。

● 病症诊断

通常患者有受伤史，可出现局部肿胀、压痛，并可摸到骨折近端向上、向后高突畸形。患者常用健侧的手托住伤侧肘部，伤侧肩关节低于健侧，并微向前倾斜，头偏向伤侧，下颌转向健侧。

儿童锁骨不完全骨折症状不明显，但患儿大多不愿活动上肢，如穿衣伸袖、上提其手或从腋下抱起时，患儿常会啼哭或叫痛。

● 病因

锁骨位置表浅，易发生骨折，通常以间接暴力造成骨折多见。

间接暴力造成骨折多为斜形或横行，其部位多见于中段。如跌倒时手或肘部着地，外力自前臂或肘部沿上肢向近心端冲击。还多见于肩部着地，撞击锁骨外端造成骨折。直接暴力造成的骨折因着力点不同而异，多为粉碎性骨折或横行骨折。

● 治疗方法

不论出孩子或成人，如骨折无移位或轻度移位者，均可不进行复位，直接用"∞"字形绷带固定1～2周即可。有明显移位者，可用复位手法复位。

● 其他注意事项

晚间宜平卧硬板床，背部垫高，使肩后伸。

术后要注意有无神经、血管压迫等情况，检查固定是否牢固，如松脱时应及时重新扎紧。一般移位较多的骨折需3～4周后才去除固定。

图解锁骨骨折、复位及包扎

锁骨骨折典型移位情形

患者在跌倒时，肩部着地或以手撑地而引起骨折，易断于锁骨中段。骨折断端除有重叠畸形外，近侧骨折端容易向上、向后移位，远侧骨折端容易向下移位。

近侧骨折

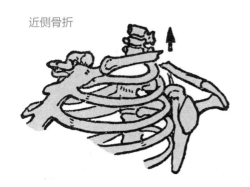

远侧骨折

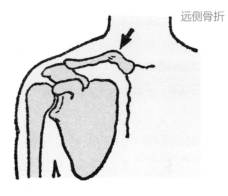

锁骨骨折复位法

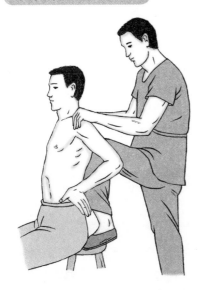

医生用膝部顶住患者背部两肩胛之间，双手握住患者两肩，向后上方缓缓拉开，直到骨折部畸形消失为止，但不必强求骨折断端完全按解剖结构复位。

"∞"字形绷带包扎

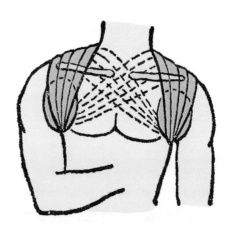

用"∞"字形绷带固定后，再用三角巾或颈腕吊带悬吊伤肢。患者晚间宜平卧硬板床，背部垫高，使肩后伸。要注意有无神经、血管压迫等情况，检查固定是否牢固，如松脱时应及时重新扎紧。一般移位较多的骨折需3~4周后才去除固定。

67 肱骨外科颈骨折

肱骨外科颈位于解剖颈下方2～3厘米、肩下3～4厘米处，是肱骨头松质骨和肱骨干皮质骨交界的部位，很容易发生骨折。各种年龄均可发生，老年人较多。

● 常见分类

嵌插型：多无移位。骨折远近断端互相嵌插，一般无成角畸形。

外展型：多见于成人及老年人。骨折的下段外展、上段内收，向内侧成角，在外侧两骨折端可互相嵌插。

内收型：多见于孩子。骨折下段内收、上段外展，向外侧成角，在内侧两骨折端可互相嵌插。

● 病症诊断

受伤后肩部疼痛、肿胀，但仍保持其外形的膨隆饱满状态。肩部有较大范围的淤血，肱骨大结节下有严重的压痛，上臂活动受限制，测量肩峰至肱骨外侧髁之间的距离比健侧缩短；移位骨折可有假关节活动或扪及骨擦音。

● 治疗方法

手法复位

先麻醉，后让患者正坐，一助手用布带绕过腋窝，向上提拉肩部，患肘屈曲90°，前臂在中立位。另一助手握肘部沿肱骨纵轴方向拔伸牵引。如外展型骨折先外展牵引，内收型骨折先内收牵引。拉开重叠后，助手向相反方向牵引（外展者内收，内收者外展），医生用两手拇指抵于断骨上段外侧，余指在下段内侧（或一手握上段，另一手握下段）进行端提挤按，一般骨折即可复位。

木板固定

在维持牵引下，外敷消肿药，并在骨折端放一纸压垫，随后用长木夹板三块分别放于前、后、外侧三面，下达肘部，以不妨碍肘屈曲90°为原则，上端应超过肩部（每块木板上端各有一小孔，可系布带作超关节固定），另用小木夹板一块，上至腋窝，下达肱骨内上髁以上，该木板的一端用棉花纱布裹成蘑菇头样。如为外展型骨折者，将蘑菇头顶住腋窝处；内收型骨折者则将蘑菇头放在肱骨内上髁的上方，然后用扎带固定夹板。最后将超关节固定的布带环结连一棉布卷，系于健侧腋下。

肱骨外科颈骨折移位与复位

肱骨外科颈骨折移位情况

嵌插型

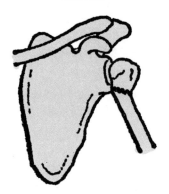

多无移位。骨折远近断端互相嵌插，一般无成角畸形。

外展型

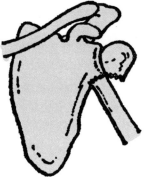

多见于成人及老年人。骨折的下段外展、上段内收，向内侧成角，在外侧两骨折端可互相嵌插。

内收型

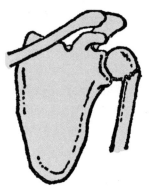

多见于小儿。骨折下段内收、上段外展，向外侧成角，在内侧两骨折端可互相嵌插。

肱骨外科颈骨折复位法图示

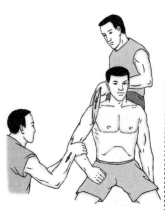

外展型骨折外展牵引

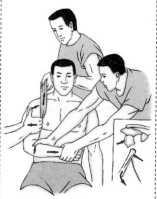

外展型骨折复位法

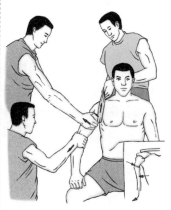

内收型骨折复位法

68 前臂双骨折

前臂骨由尺骨、桡骨组成，两骨之间有骨间膜。尺桡骨双骨折常见于幼儿及青少年，大多由直接暴力或间接暴力（如跌倒时以手着地）所引起。

● 常见分类

青枝骨折：因幼儿、青少年的骨质弹性较大，损伤时易产生不完全骨折、骨膜未破坏。

横型骨折：多由直接打击所致，有时还可为粉碎型，骨折线在同一平面上。

螺旋型骨折：由扭转绞窄暴力引起，骨折线常在一个斜面上，尺骨在内上方、桡骨在外下方断裂。

粉碎多段型骨折：多因复杂暴力所致，骨质在两处以上发生断裂。由于骨间膜破坏，骨折段可以产生异向分离。

● 病症诊断

有外伤史；局部有肿胀、青紫、明显疼痛和压痛。

会出现肢体缩短或成角畸形，有时产生假关节活动及骨擦音。

患伤肢体功能丧失，活动时局部疼痛加重，在做旋转活动时更痛。

● 治疗方法

青枝骨折只需略加牵引矫正成角畸形，外用夹板固定4～6周；有移位的横型、螺旋型骨折，在麻醉状态下复位。由两助手先做拔伸牵引，医生进行夹挤分骨，使骨间膜紧张，上1/3骨折前臂应置于旋后位，中1/3骨折应置中立位或旋前位进行复位。这样使骨折近端形成一个整体，远端也形成一个整体，然后按移位方向矫正畸形，手法和单一骨折时一样。

经过处理后，患者还需进行功能锻炼，在第2周做屈伸肘关节运动时，应避免前臂旋转活动。

另外，小的开放性骨折，经清创缝合伤口后，仍可以应用小夹板固定；较严重的开放性骨折，应经急救处理后，转送有条件的医疗单位进行治疗。骨折部位固定后，患者在卧床时应该抬高患肢，同时注意手指和手背的颜色、温度及感觉。

图解骨折后骨间膜变化及功能锻炼

骨折后骨间膜变化

由于尺骨和桡骨均有一定的弯曲幅度，使尺骨、桡骨之间的宽度不一致，最宽处为1.5～2.0厘米。前臂处于中立位时，骨间膜最紧张，处于旋转位时较松弛。骨间膜的纤维方向呈由尺侧下方斜向桡侧上方。当单一尺骨或桡骨骨折时，外力可由骨间膜传导到另一骨干，引起不同平面的双骨折，或发生一侧骨干骨折，另一骨的上端或下端脱位，尺骨干、桡骨干有多个肌肉附着，起、止部位分布分散。当骨折时，由于肌肉的牵拉，常导致复杂的移位，使复位时十分困难。

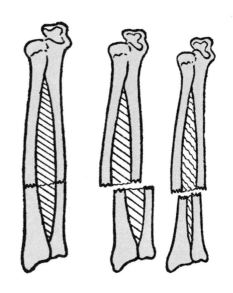

骨折后功能锻炼

功能锻炼应由轻到重、由小到大，循序渐进。

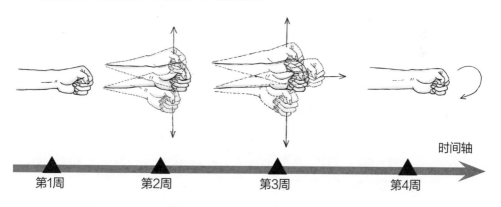

时间轴

第1周　　第2周　　第3周　　第4周

第1周	握拳，以前臂肌肉收缩为主
第2周	握拳，同时做肘关节伸屈活动
第3周	除上述2个动作之外，再加肩部的回旋、前屈、后伸等动作
第4周	运动幅度加大，包括前臂旋转活动

69 下肢关节骨折

下肢关节包括髋关节、髌骨、膝关节、踝关节、趾关节等，由于其部位不同，在发生撞击后所引起的骨折性质也有不同。本节着重介绍髌骨、踝关节以及趾关节的骨折。

● 髌骨骨折

髌骨，俗称"膝盖骨"，位于膝关节的前面。多因直接撞击而产生粉碎性骨折，或因跌跤时膝部屈曲，股四头肌强力收缩而呈横断性骨折。

● 病症诊断

患者有急性外伤史；膝部有明显肿胀、压痛，功能丧失，有时横断骨折可摸到断端间的凹陷裂缝；粉碎性骨折可触及骨擦音。

● 治疗方法

抱膝器法：将患腿伸直，抽去关节腔内积血，用手法将骨折端靠拢，外敷消肿膏后用抱膝器固定，同时用长9寸、宽3寸的铰链夹板置膝后，用抱膝器的4条布带捆扎在铰链夹板上，使其固定后膝关节，仍可屈曲活动。固定时间一般为3~4周。

● 踝关节骨折

踝关节由胫骨、腓骨下端的关节面和距骨滑车联合组成，腓骨下端为外踝，胫骨的内侧突为内踝，前缘为前踝，后缘为后踝。踝关节的关节面虽小，但负重很大，故如从高处坠下，道路不平，上、下扶梯等能使足过度旋转的情况均易引起骨折，甚至合并脱位。如果处理不当，后期容易产生创伤性关节炎及其他后遗症。

● 病症诊断

有踝部扭伤或受直接暴力打击的病史；踝部一侧或两侧有明显的肿胀、青紫和疼痛；如果内外踝同时骨折，移位明显或合并距骨脱位，与健侧比较，可见伤处有明显畸形。

● 治疗方法

对无移位的踝部骨折，可敷消肿膏，并用超关节夹板固定4~6周即可；有移位的踝部骨折，可在腰部麻醉的条件下施行手法复位。

● 趾关节骨折

人体的双手和双脚在社会劳动中起到关键性作用，因此对手指和脚趾骨折应予以足够重视，其功能损失远大于其他类骨折。趾关节骨折，一般由重物压伤引起，多发于足大趾附近。

● 病症诊断

有外伤史；局部肿胀疼痛、压痛，在趾末端沿纵轴方向叩击，骨折处有明显疼痛；外观可有畸形。

● 治疗方法

趾关节骨折可在局麻下手法牵引复位，可用胶布与邻近足趾围绕，或用竹片、硬纸板固定，均可达到目的。固定时间为4～6周，末节趾骨骨折一般不需要固定。

髌骨骨折检查手法

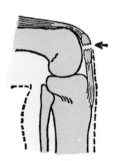

粉碎性骨折时可触及骨擦音

髌骨内翻骨折夹板及压垫放置图示

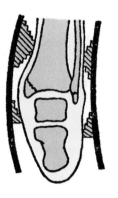

踝关节骨折检查手法

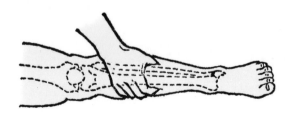

由足底纵向叩击小腿，骨折处有明显疼痛；如用力挤压小腿中段，则骨折处亦有明显疼痛。

趾关节骨折固定图示

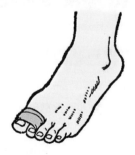

局部麻醉后，用胶布与邻近脚趾缠绕在一起。

㉀ 胸腰椎压缩性骨折

胸腰椎压缩性骨折，多发于第12胸椎及第1腰椎。引起骨折的原因很多，但主要由间接的压缩力量使脊柱突然弯曲所致。

● 病因

自高处坠跌，足和臀部着地后，在胸腰椎交界处发生挤压而致骨折；也有因重物自高处落下，冲击头部或肩背部使脊柱骤然过度前屈，造成椎体前缘的楔形压缩性骨折。根据骨折类型，可分为稳定型压缩性骨折（如单纯椎体压缩骨折，压缩在1／2以下者）及不稳定型压缩性骨折（如椎体压缩在1／2以上者，粉碎性压缩骨折者，脊椎骨折脱位伴有或不伴有脊髓损伤者等），临床上以稳定型较为多见。

● 病症诊断

有外伤史；腰痛剧烈，常位于第12胸椎及第1腰椎，脊柱活动受限制，患者坐立均感不便，甚至不敢转身；骨折部位有后凸畸形，压痛明显，伤处有叩击痛和头部冲击痛；屈颈试验阳性；患者仰卧，将头向胸前俯屈，可感到骨折处疼痛。

严重损伤时会有截瘫、大便失禁、小便潴留等症状，这一般是由骨折合并脱位使脊髓受伤引起。

患者应进行X线检查，以明确骨折的类型。

● 治疗方法

搬运胸腰椎压缩性骨折患者时，应严格防止脊柱的前屈，以免增加损伤。不稳定型骨折因病情复杂，如处理不当，常发生严重后果，应转送条件较好的医院治疗。一般稳定型骨折可按以下方法治疗。

● 现代医学治疗

复位法、夹板固定、功能锻炼及药物辅助。

● 中医治疗

按骨折三期配合汤剂内服。没药、地鳖虫、地龙各15克，当归、川断、骨碎补、补骨脂各20克，赤芍25克，水煎服。

骨折的复位、固定与康复锻炼

人体复位法

　　在患处用局部麻醉后，医生慢慢将患者背在背上，以腰骶部抵住患者的骨折处，助手将患者的两下肢向下牵引；医生慢慢弯腰，使患者腰背过伸，2～3分钟即能复位。

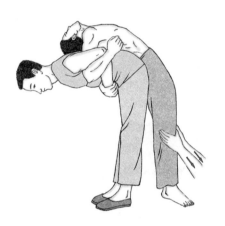

悬吊复位法

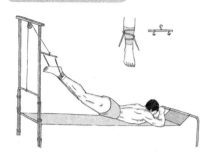

腰背过伸锻炼法

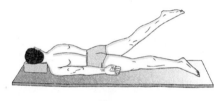

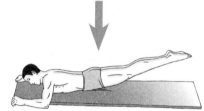

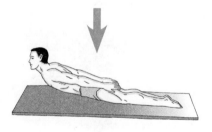

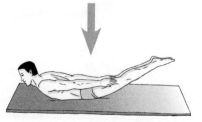

夹板固定形式

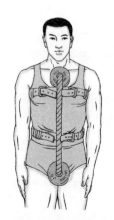 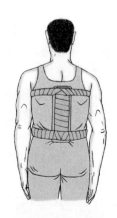

夹板固定（前面观）　　夹板固定（后面观）

（71）下颌关节脱位

下颌关节脱位，多见于年老或体质虚弱的患者，常由打哈欠或大笑时张口过大而脱落。体虚者经一次脱位后，常形成习惯性脱位。下颌关节脱位可分为单脱和双脱两种。

● 病症诊断

有张口过大而突然脱位的病史；患者口不能合，咀嚼食物困难，说话不清或不能说话，流涎。双脱者，下颌骨移向前方，在双侧颧弓下可摸到下颌骨小头突出，而在其后有一凹陷。单脱者，下颌向一侧歪斜下垂，可在一侧颧弓下摸到高凸和凹陷。

● 治疗方法

急性颞下颌关节脱位 要及时复位并限制下颌运动。最常用的方法是口内手法复位。复位前可用手按摩双侧咀嚼肌，使肌肉松弛。当髁突复位后，已恢复正常咬合关系，用弹力绷带或普通绷带包扎固定下颌2～3周限制下颌运动，以免再脱位。

陈旧性脱位 可采用手法复位，必要时全麻下手术复位。颞下颌关节陈旧性脱位多见于年老体弱的患者。

复发性（习惯性）颞下颌关节脱位 可同时采用保守治疗与手术治疗。

下颌关节脱位复位法

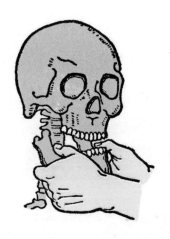

（1）患者坐于低位，头靠墙壁或由助手固定。医生立于患者前面，将两拇指缠绕胶布或纱布后，伸入其口腔，两拇指分别按在两侧最后一个臼齿上，其余各指在两侧颊部挟住下颌角和下颌体部。

（2）复位开始后，医生两拇指向下按、向里推，其余各指同时配合将下颌体向上端送。

（3）听到"咯嗒"声，表明复位成功。

（4）此时两拇指迅速向两旁滑开退出口腔。如是单侧脱位，则控制健侧的手不需要用力，其他复位方法同上。

（72）肩关节脱位

肩关节活动范围广，不稳定，容易发生脱位。引起脱位的原因大多是间接暴力（如跌倒时手撑地）。少数患者也可能是由直接暴力打击所致。按照脱位后肱骨头的位置，肩关节脱位可分为前脱、下脱和后脱三种，以肩关节前脱位最为常见。部分患者可合并肱骨大结节撕脱骨折。

● 病症诊断

有明确的外伤史；肩部肿胀、疼痛；肩关节活动功能丧失；肩部膨隆的外形消失，呈有角的方形（即方肩）。将伤侧手掌放于健侧肩部，其肘尖不能贴紧胸胁部；反之，若使其肘尖贴紧胸胁，则其手掌不能触及健侧肩部。

● 治疗方法

手法复位一般不需麻醉，仅在肌肉较强健或病程较长时应用。

坐位复位法：患者正坐，助手甲由健侧抱其腋下，助手乙握患肢手腕部，将患肢外展30～40°，并在与助手甲作对抗牵引下缓缓外旋患肢。约5分钟后，医生用双手握患侧肩部，并端捧肱骨头复位。合并骨折时用本法较好。

卧位复位法：患者平卧，医生立于其患侧，以自己同侧的足跟顶在患侧腋下，将患肢作相反方向的对抗牵引，同时使上臂缓缓外旋，数分钟后以足跟顶肱骨头，并加以内收，即能复位。

肩关节脱位坐位复位法

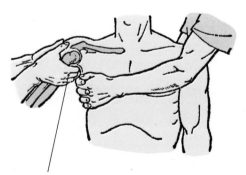

一人由健侧抱住患者腋下，另一人将患肢外展，并缓缓外旋患肢，5分钟后即可复位。

肩关节脱位卧位复位法

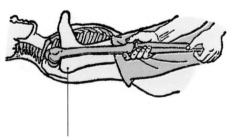

医生用足跟顶在患者腋下，将患肢作反方向牵引，同时使上臂缓缓外旋，几分钟后即可复位。

(73) 四肢关节脱位

人体的四肢关节是活动频率较高的部位，发生脱位的概率也很高。本节着重介绍肘关节脱位、髋关节脱位以及髌骨脱位。

● 肘关节脱位

肘关节脱位有前脱、侧脱、后脱位三种，但以后脱位最常见。前脱位常合并尺骨鹰嘴骨折。

● 病症诊断

有外伤史；肘部肿胀、疼痛，呈半屈曲状畸形（约160°）；后脱位者，在肘前方有凹陷，后方有尺骨鹰嘴突出。

● 治疗方法

发生肘关节脱位时，可及时采用手法复位。如果跟前无救助者，伤员本人根据肘关节的伤情判断是关节脱位，不要强行将处于半伸位的伤肢拉直，以免引起更大的损伤。如果有人救助，若救助人员对骨骼不十分熟悉，不能判断关节脱位是否合并骨折时，不要轻易实施肘关节脱位的手法复位，以防损伤血管和神经，可用三角巾将伤员的伤肢呈半曲位悬吊固定在前胸部，送往医院即可。

● 髋关节脱位

髋关节脱位大多见于青壮年，主要因外伤引起。有极少数患者可能并发骨神经损伤或骨折。

● 病症诊断

有明显外伤史；患肢呈屈曲、内旋、缩短畸形；臀部后面隆起，大粗隆有上移（与健侧比较）。

● 治疗方法

在腰部麻醉或全身麻醉的情况下，施行髋关节复位术。3～5周以上的陈旧性髋关节脱位，如尚未超过10个月，可切开复位。超过1年者，如无症状，无需处理；如有症状，可采用粗隆下切骨术或髋关节固定术。

● 髌骨脱位

髌骨位于膝关节的前面，上缘有股四头肌，下缘有髌下韧带固定。当受外力打击或扭伤时，易发生髌骨脱位，以向外侧脱位较为多见。

● 病症诊断

有膝关节受打击或扭伤史；膝关节处于半伸半屈位，步行困难；膝关节前面可见肿胀，疼痛及有压痛；检查时发现髌骨移至股骨外侧髁上方或其他异常部位。

● 治疗方法

先进行复位处理，复位后外用敷药，将膝关节置于伸直位，膝后用夹板绷带包扎固定1~2周，并注意锻炼股四头肌和活动踝关节。

肘关节脱位复位图示

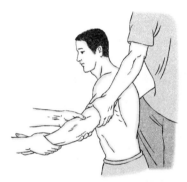

患者取坐位，一助手握上臂，医生一手握腕部，另一手拇指抵肱骨髁间，其余四指勾勒尺骨鹰嘴，与助手对抗牵引数分钟后，缓缓屈曲肘关节，听到"咯嗒"声，说明已获得复位成功。复位后屈肘90°固定10天左右。

髌骨脱位复位图示

患者取仰卧位，医生一手按住移位髌骨处，一手握住足踝部，先使患肢维持在伤后的半屈曲状态，然后握踝部的手用力拔直患肢，同时握髌骨的手趁机将髌骨推回到正常位置，便复位成功。

髋关节脱位复位图示

患者取仰卧位，助手固定患者的骨盆；医生徐徐使患肢屈膝、屈髋各至90°，做股骨干纵轴向牵引；同时内外旋转股骨干，使股骨头滑入臼内。当复位成功时，可以听到或感觉到响声，并可看见畸形得以纠正。术后应卧床休息，至少3周内不要下地负重。

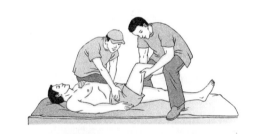

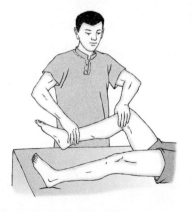

㊹ 肩周炎

肩周炎，又称"五十肩""冻结肩"和"漏肩风"，是肩关节囊及其周围韧带、肌腱和滑囊的慢性特异性炎症。常见于50岁左右的中年人，女性患者多于男性。此病常与受寒、外伤、感染及软组织退行性病变等有关，如未及时治疗或不注意功能锻炼，拖延日久，可使关节粘连，活动受限，甚至无法举起手臂。

● 病症诊断

多见于50岁左右的中年人；无明显外伤或仅有轻微外伤史；肩部酸痛病程较长，一般都在2～3个月以上；肩部有广泛性疼痛，肩部上举、外旋、后伸等活动均受限制。病程较长者，肩部肌肉（三角肌为主）可出现萎缩。

● 治疗方法

● 推拿疗法

滚法：先嘱患者仰卧，施滚法于肩前缘（三角肌前缘），并配合肩外展及上举被动运动5分钟。然后嘱患者俯卧，同样施滚法于患肩后缘（三角肌后缘），并配合患者上肢由外向前伸展，做被动运动约5分钟。

拿法：让患者正坐，施拿法于患肢（以肩井穴、肩隅穴、肩贞穴、曲池穴、合谷穴等穴为主），并配合摇肩关节被动运动。

理筋手法：患者正坐，术者用右手的拇指、食指、中指三指对握三角肌束，做垂直于肌纤维走行方向的拨动5～6次，再拨动痛点附近的冈上肌、胸肌各5～6次，然后按摩肩前、肩后及肩外侧。继之，术者以左手扶住肩部，右手握患者手，进行牵拉、抖动和旋转活动，最后帮助患肢做外展、内收、前屈、后伸等动作。

● 中药治疗

苍术7.5克，姜黄、秦艽、牛蒡、白芷各15克，当归、赤芍各20克，水煎服。

● 其他注意事项

可在屋上装一滑轮悬绳索，患者牵绳左右上提帮助患臂锻炼。患者可在早晚做内旋、外展动作，反复锻炼。锻炼必须缓慢、持久，不可操之过急，否则有损无益。

肩周炎的诊疗

理筋手法

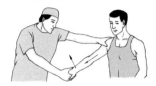

① 让患者将患侧伸直，按压其肩部。

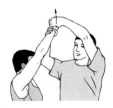

② 紧握患者患侧手腕，令其伸直上肢，以达到拉伸肩关节软组织的作用。

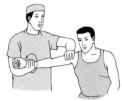

③ 患侧手臂与地面平行，帮助其以肩部为圆心活动上肢。

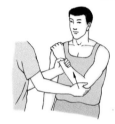

④ 向前屈曲手肘。

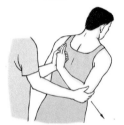

⑤ 向后最大限度屈曲手肘。

对症按摩

对于肩周炎患者来说，除了注意平时多活动肩部外，还可以配合穴位按摩，如按摩肩井穴、肩贞穴、手三里穴和肩髃穴。每天坚持按压上述4个穴位，可有效缓解肩周炎。

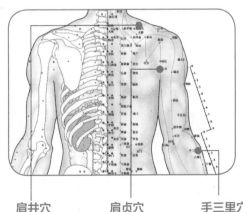

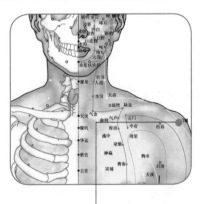

肩井穴
在肩上，前直乳中，当大椎穴与肩峰端连线的中点上。

肩贞穴
位于人体的肩关节后下方，臂内收时，腋后纹头上1寸。

手三里穴
在前臂背面桡侧，当阳溪穴与曲池穴连线上，肘横纹下2寸。

肩髃穴
在肩部，三角肌上，臂外展，或向前平伸时，当肩峰前下方凹陷处。

205

● 拔罐选穴与治疗方法

1. 精确取穴

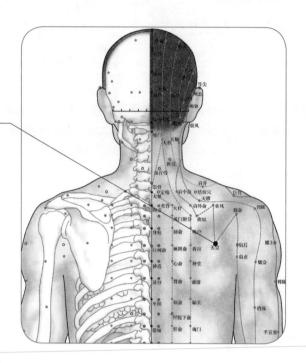

天宗穴

位于人体背部，肩胛骨冈下窝中央凹陷处，约肩胛冈下缘与肩胛下角之间的上1/3折点处。

2. 选穴及操作步骤

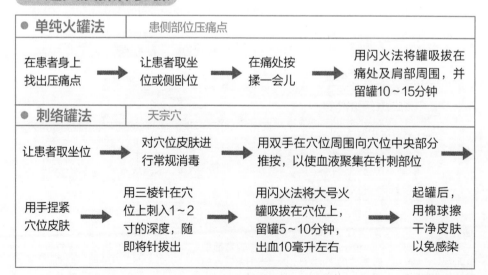

● 单纯火罐法	患侧部位压痛点		
在患者身上找出压痛点	让患者取坐位或侧卧位	在痛处按揉一会儿	用闪火法将罐吸拔在痛处及肩部周围，并留罐10~15分钟

● 刺络罐法	天宗穴	
让患者取坐位	对穴位皮肤进行常规消毒	用双手在穴位周围向穴位中央部分推按，以使血液聚集在针刺部位
用手捏紧穴位皮肤	用三棱针在穴位上刺入1~2寸的深度，随即将针拔出	用闪火法将大号火罐吸拔在穴位上，留罐5~10分钟，出血10毫升左右　起罐后，用棉球擦干净皮肤以免感染

㊆⑤ 膝部扭挫伤

膝关节是全身最大的关节，由股骨与胫骨组成，其前面为髌骨；关节囊包围整个关节，内外侧分别有内侧副韧带和外侧副韧带；关节内有十字韧带、内侧半月板和外侧半月板，在髌骨下有髌下脂肪垫。膝部受到扭挫后容易引起损伤。临床常见的有侧副韧带撕裂伤、半月板破裂、髌上滑囊血肿等。

● 病症诊断

患者有明确的扭挫伤史；侧副韧带撕裂伤，在股骨内外侧髁上（即内侧副韧带和外侧副韧带起点处）有压痛点。医生以一手抵在受伤的膝内侧，一手握住踝部用力将膝内翻，若膝外侧疼痛或能内翻，表示外侧副韧带有损伤或撕裂；反之，以一手抵在膝外侧，用力将膝外翻，若膝内侧有疼痛或能外翻，表示内侧副韧带有损伤或撕裂。

外侧半月板破裂：在外侧副韧带的中点有压痛点；一般没有明显的"交锁"和"开锁"病史（患者行走时，膝关节有突然"锁住"的现象，致膝关节不能伸直继续走路，这种现象叫"交锁"。患者往往停下来稍加活动膝部后，又能恢复膝关节的活动，这种现象叫"开锁"），但有膝关节外侧突然"乏力"的感觉。外侧半月板破裂试验阳性，即患者仰卧，医生用一手握持患侧的踝部，另一手掌按患膝，屈膝并做小腿内旋、内收、伸直等连贯动作，此时可听到膝外侧半月板的破裂声。

内侧半月板破裂：胫骨关节面内缘和内侧副韧带中点有疼痛和压痛；有"交锁"和"开锁"的病史；内侧半月板破裂试验阳性，即患者仰卧，医生用一手握持患侧的踝部，另一手掌按患膝，让患者做屈膝及小腿外旋、外展、伸直等连贯动作，此时可听到膝内侧半月板的破裂声。

● 治疗方法

膝后用长腿夹板（上至大腿中部，下至小腿中部）托住，使膝关节伸直固定。如内侧副韧带完全断裂者应进行手术修补。

后期也可用醋酸氢化可的松12.5～25毫克，加0.5%利多卡因溶液在压痛点做局部封闭。半月板损伤病程较长，如用一般疗法又无效的，可考虑手术治疗。

膝部扭挫伤的注意事项及中医疗法

注意事项

1.膝关节扭挫伤急性期，肿痛不能伸屈者，要做一次被动的伸屈活动，可纠正轻微的关节错缝。然后外敷伤科消炎膏，内服跌打丸，每天早晚各服一次。肿痛重者，应卧床休息两星期。

2.急性期过后，局部可贴万应宝珍膏、伤湿止痛膏等。症状进一步减轻时，可用熏洗方：海桐皮、伸筋草、桑枝、五加皮、泽兰各、苍术、红花各30g左右。上药加水，煎后熏洗患膝，每日二次。

3.半月板损伤发生于半月板边缘者，治疗效果较好。如经久不愈，影响行走者，可做手术治疗。

中医疗法

冷敷

扭伤后马上寻找附近找得到的一切低温的东西敷在扭伤处，这样做有利于血管收缩，减轻出血，减少新陈代谢产物对神经末梢的刺激和压迫，起到消肿止痛的作用。冰敷可每两小时做十五分钟，至肿胀不再继续增加为止。

制动

所有扭伤都会伴随软组织的损伤，视扭伤轻重，一般关节的扭伤都应当制动一段时间，以利于软组织的恢复，一般需要三周时间。最好到附近的医疗机构进行正规的医疗咨询和正确及时的处理，以免贻误伤情。

静养

受伤部位尽量减少活动，避免负重。抬高患肢（肢体的最远端一定要抬得最高，且高于心脏水平），以促进静脉回流，改善局部血液循环，减轻水肿。勿揉搓、按摩或热敷伤处，以免加重出血，使伤处疼痛肿胀加剧。伤肢也不能立即活动，以免加重原有伤情或增加新的损伤。

热敷

受伤24-48小时后内出血已完全停止时可改用热敷，以加速局部血液循环，有利于消肿止痛、组织修复、代谢产物和淤血的吸收。如采用活血化瘀、消肿止痛的中药煎汤热敷、浸泡患处，效果会更好。因有些扭伤与骨折、骨裂难以区分，如感到受伤程度较重时，应尽早去医院诊治。

76 急性腰扭伤和慢性腰肌劳损

腰背痛，主要由腰部扭伤、腰肌劳损、腰关节挫伤等病症所引起。腰部扭伤，多为肩负重过量时，用力不慎而致使肌肉突然强烈收缩或关节扭挫，从而造成筋膜、肌纤维撕裂和肌肉痉挛以及腰骶小关节或骶髂关节错位。腰肌劳损，则是在劳动中长时间保持某一姿势，使腰部肌肉长期紧张，超过正常所能耐受的限度，从而使肌纤维发生充血和水肿所致。

● 病症诊断

急性腰扭伤：有突然的扭伤史；伤后腰部运动受限制，不能前俯、后仰、转侧活动，重者体位倾斜或不能行走；伤处有明显压痛，如腰肌扭伤，在骶棘肌上有压痛。如骶髂关节扭伤，关节可以"交锁"在一不正常的位置而引起疼痛，在骶髂后韧带的髂骨附近有压痛。如果挫伤，则局部明显肿胀，伤及肾脏时可见血尿，肾区有疼痛及叩击痛。

慢性腰肌劳损：有长期慢性腰肌劳损史或反复扭伤史；持续性腰痛，时轻时重，劳动后加剧；腰部活动常有牵制不舒感；病变部位有压痛，往往有腰部肌肉痉挛而呈僵硬状。

● 治疗方法

● 现代医学治疗

如布洛芬、吲哚美辛、吡氧噻嗪等均可选服。也可在压痛点用0.5%利多卡因溶液做局部封闭；或用醋酸氢化可的松0.5～1毫升（即12.5～25毫克）加0.5%利多卡因溶液局部注射；或用5%～10%葡萄糖10～20毫升（也可用右旋糖酐或生理盐水）在压痛点注射。

● 中医治疗

急性腰扭伤：连钱草鲜草50克，捣汁服；珍珠菜根50克，水煎服；制川乌7.5克，赤芍、金铃子、延胡索各15克，当归、泽兰、狗脊各20克，水煎服。

慢性腰肌劳损：制草乌10克，独活、桑寄生、威灵仙、续断各15克，当归、赤芍各20克，水煎服。野荞麦全草50克，水煎服。臭梧桐15～25克，水煎服。

外用中药：消肿膏或万应膏、狗皮膏、跌打膏、伤湿止痛膏等，可用于关节扭伤或肌肉劳损。

腰部扭伤的中医扳法

扳腿手法示意图

患者俯卧，医生一手掌按患处，另一手扳拉患腿，向后上方提晃，第三次稍用力重拉患腿，可听到"咯嗒"声，即表示复位成功。

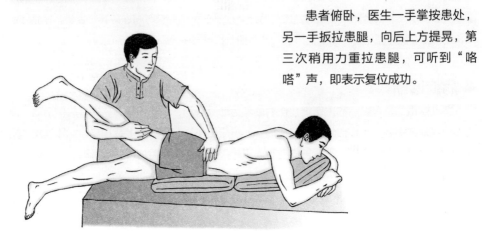

斜扳手法示意图

患者侧卧，面向医生，屈上腿，伸下腿。然后医生一手按患者肩前部，另一手按其臀部，两手作相反方向斜扳，第三次稍微用力重扳，听到"咯嗒"声，即表示复位成功。

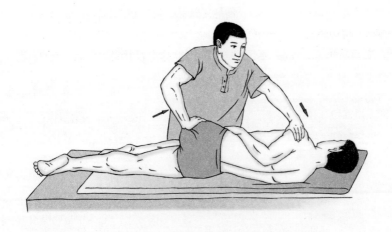

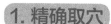

● 拔罐选穴与治疗方法

1. 精确取穴

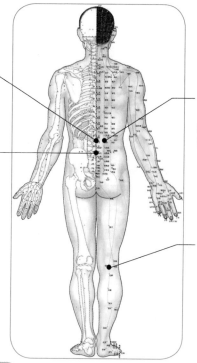

命门穴
　　位于人体腰部，第2腰椎棘突下，即肚脐正后方处。

腰阳关穴
　　别名"脊阳关""背阳关"。位于人体腰部，当后正中线上，第4腰椎棘突下凹陷中。

肾俞穴
　　位于人体腰部，当第2腰椎棘突下，旁开1.5寸处。

委中穴
　　位于人体腿部，腘横纹中点，当股二头肌腱与半腱肌肌腱的中间。

2. 选穴及操作步骤

● 刺络罐法①	命门穴、肾俞穴、阿是穴	
让患者取俯卧位	取上述穴位和腰部疼痛点	对穴位皮肤进行常规消毒后，先用三棱针对穴位进行点刺，随后即用闪火法将火罐吸拔在穴位上，留罐5~10分钟

● 刺络罐法②	腰阳关穴、委中穴、阿是穴		
让患者取俯卧位	对上述穴位和疼痛点进行常规消毒	用三棱针在穴位上进行点刺	用闪火法将罐具吸拔在穴位上，留罐15~20分钟

● 刺络罐法③	肾俞穴	
让患者取坐位，并对穴位皮肤进行消毒	用双手在穴位周边向中央挤压，以使血液集中在针刺的部位，将三棱针迅速刺入穴位1~2寸深	出针后用闪火法吸拔在点刺穴位上，留罐20~30分钟，以出血5~10毫升为度

腰椎间盘突出症

腰椎间盘位于两个腰椎体之间，由纤维环、髓核和骨骺软骨板等三部分组成。随着年龄的增长，椎间盘逐渐发生变性、萎缩、弹性减退。当腰部受到一次较重的外伤或多次反复的、不明显的损伤时，就可能引起椎间盘纤维环破裂，髓核从破裂口突出，如向后突，压迫邻近的神经根，便产生典型的坐骨神经痛症状。腰椎间盘突出症，多发生于第4～5腰椎间或第5腰椎与第1骶椎间。此症常见于青壮年人群。

● 病因

生理因素：年龄，腰椎间盘突出症的发病以30～50岁人群较多见；身高与体重，男性超过1.8米，或女性超过1.7米，或过度肥胖时，腰椎间盘突出症的发病率高；性别，患腰椎间盘突出症的男性多于女性，患者男女比例约为2:1。

职业因素：在一组57000人的职业调查中，发现长期在办公室伏案工作者、司机、从事长期弯腰劳动者、长期负重者、长期站立者等发病率较高。

外伤因素：急性损伤如腰扭伤、椎体压缩等，可以引起椎间盘软骨板破裂，使椎间盘髓核突出；运动，通常认为一般运动有益于促进腰椎间盘的营养供应，而现在经调查得知，剧烈运动与腰椎间盘退变有关，但是一些运动，如打网球、游泳、慢跑、骑自行车等对腰椎间盘有好处。

● 病症诊断

可有外伤史；腰痛并发坐骨神经痛，其疼痛的特点为出现放射痛，可沿坐骨神经放射，自腰臀部放射至大腿、小腿及足背部；一切使脑脊液压力增高及神经根受牵拉的动作，都能加重疼痛，如咳嗽、打喷嚏、用力排便、弯腰等；活动时疼痛加剧，休息后减轻，常反复发作。

脊柱侧凸畸形，可凸向患侧，也可凸向健侧，站立时躯体歪斜，行走时呈跛态；腰椎旁（突出部）及坐骨神经分布区都可有明显的压痛。病程长的患者，患侧小腿外侧和足背部有感觉麻木区。

● 治疗方法

腰椎间盘突出症的治疗有非手术治疗和手术治疗两种方法。手术治疗是摘除突出的髓核和韧带的肥厚部分，分离粘连，使被压迫的神经根获得松解，但疗效往往不佳，且有不少病例仍有复发的可能，所以手术只适用于多次非手术治疗无效者。

大部分患者用非手术治疗即可获得满意效果，骨盆牵引术就是其一，主要用于初次发作或反复发作的急性期，且症状较轻者。

图解常见病特效自疗一学就会

腰椎间盘突出症的诊疗与鉴别

骨盆牵引法图示

患者睡硬板床休息，并可将肩部和膝部垫高，使腰屈曲，更易缓解疼痛。也可同时在腰部系上腰带作骨盆牵引，每侧牵引10千克，即每侧牵引力为体重的1/5左右，足跟一侧的床架抬高至15度，便于对抗牵引。疼痛缓解后，可用阔皮带或阔帆布带作腰带后，再参与轻体力劳动。

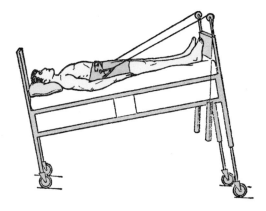

骨盆牵引法

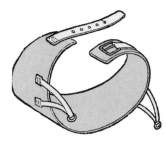

腰带

腰椎间盘突出症的鉴别诊断

腰背痛的分类	诊断鉴别
腰椎后关节紊乱	腰椎后关节紊乱诊断鉴别：邻椎体的上下关节突构成腰椎后关节，为滑膜关节，有神经分布。当后关节上、下关节突的关系不正常时，急性期可因滑膜嵌顿产生疼痛，慢性病例可产生后关节创伤性关节炎，出现腰痛。此种疼痛多发生于棘突旁1.5厘米处，可有向同侧臀部或大腿后的放射痛，易与腰椎间盘突出症相混。
腰椎管狭窄症	腰椎管狭窄症诊断鉴别：间歇性跛行是最突出的症状，患者自诉步行一段距离后，下肢酸困、麻木、无力，必须蹲下休息后方能继续行走。骑自行车可无症状。患者主诉多而体征少，也是重要特点。少数患者有根性神经损伤的表现。严重的中央型狭窄可出现大小便失禁，脊髓碘油造影和CT扫描等特殊检查可进一步确诊。
腰椎结核	腰椎结核诊断鉴别：早期局限性腰椎结核可刺激邻近的神经根，造成腰痛及下肢放射痛。腰椎结核有结核病的全身反应，腰痛较剧，X线片上可见椎体或椎弓根的破坏。CT扫描对X线片不能显示的椎体早期局限性结核病灶有独特作用。

本章看点

● 支气管肺炎
多由感染肺炎双球菌、流感杆菌等所致

● 遗尿症
指在睡眠中不自主地排尿

● 百日咳
多为嗜血性百日咳杆菌所致

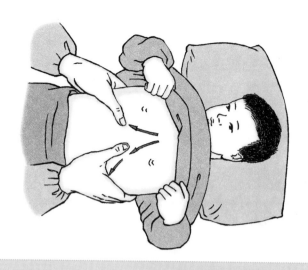

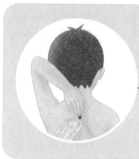

第七章
儿科疾病

儿童与成年人相比，没有很强的抵抗力，也不能甄别外界的一些危险因素，所以无论是常见病还是意外伤害的发生率，都要高于成年人。儿童一生病，最头疼的就是父母，父母掌握了一些常见儿科疾病的治法，就可以解"燃眉之急"。

(78) 支气管肺炎

支气管肺炎大多由感染肺炎杆菌、肺炎双球菌、流感杆菌、葡萄球菌、链球菌等引起，也有少数是感染病毒所致。近年来发现不少由腺病毒引起的肺炎，这种肺炎病程比较长，而且比较顽固，目前仍无有效治疗药物。

支气管肺炎为婴幼儿时期的主要常见病之一，一年四季均可发生，以冬、春两季或气候骤变时为主，严重影响婴幼儿的健康，甚至危及生命，还可以继发麻疹、百日咳等传染病。

● 病症诊断

患者身体发热（体温一般在 38~40℃，弛张热或不规则发热），但新生儿与极度虚弱的小儿患肺炎时，也有不发热现象，甚至会出现体温低于正常现象。通常症状为咳嗽、气急、鼻翼扇动、精神烦躁不安，严重时可见紫绀；同时食欲不佳，或伴有呕吐、腹泻。

X光摄片：X光摄片时可见肺纹理增多，有小斑状或小片状阴影。多数患者患病初期只听到少许散在的干湿啰音，大多出现于左右两侧、后背下方近脊柱处，之后湿啰音逐渐增多，变成密集而细小的湿啰音与捻发音。病情好转后，细湿啰音逐渐变粗。

● 治疗方法

● 现代医学治疗

抗感染治疗：对于细菌感染，可选用阿莫西林或林可霉素等进行治疗；对于疑为肺炎支原体感染者，应选用红霉素治疗；对病毒所致感染者，用抗生素无效，应选择抗病毒药物。

高热、中毒症状严重或气急紫绀明显者，可用氢化可的松50毫克加于5%葡萄糖液中缓缓静脉滴注。

● 中医治疗

（1）鱼腥草、白英各50克，桑白皮、杏仁各15克，水煎服。

（2）野菊花、积雪草、紫花地丁草、蒲公英、白茅根各50克，桑白皮、枇杷叶各25克，水煎服，每日1剂，重症每日2剂。

（3）此症一般属肺热痰多，宜宣肺、清热、化痰。麻黄7.5克，杏仁15克，生石膏50克，生甘草5克，水煎服。

小儿支气管结构图

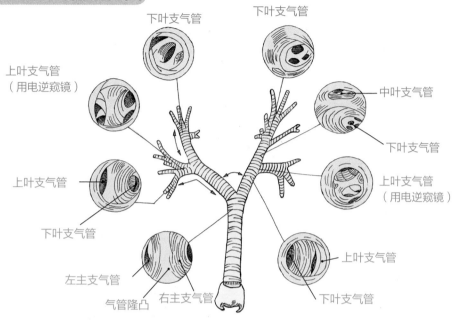

下叶支气管

下叶支气管

上叶支气管
（用电逆窥镜）

中叶支气管

下叶支气管

上叶支气管

上叶支气管
（用电逆窥镜）

下叶支气管

上叶支气管

左主支气管

气管隆凸　右主支气管

下叶支气管

支气管肺炎的诊疗

穴位按摩

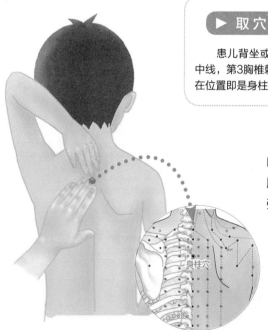

身柱穴

▶ 取穴技巧

患儿背坐或俯卧，父母放手在患儿背后正中线，第3胸椎棘突下凹陷中穴位，中指指端所在位置即是身柱穴。

身，身体的意思；柱，支柱的意思；"身柱"的意思是指督脉气血在此处穴位吸热后，化为强劲饱满之状。

程度	指法	时间/分钟
重		3~5

● 拔罐选穴与治疗方法

1. 精确取穴

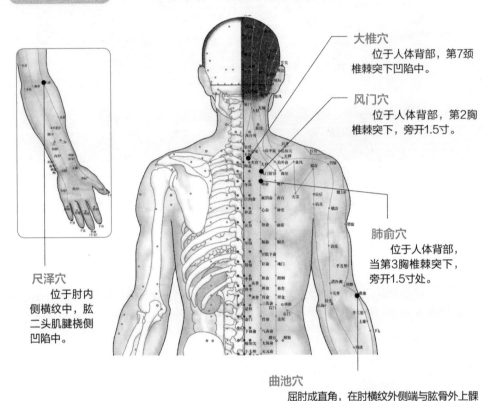

大椎穴
位于人体背部，第7颈椎棘突下凹陷中。

风门穴
位于人体背部，第2胸椎棘突下，旁开1.5寸。

肺俞穴
位于人体背部，当第3胸椎棘突下，旁开1.5寸处。

尺泽穴
位于肘内侧横纹中，肱二头肌腱桡侧凹陷中。

曲池穴
屈肘成直角，在肘横纹外侧端与肱骨外上髁连线中点。完全屈肘时，当肘横纹外侧端。

2. 选穴及操作步骤

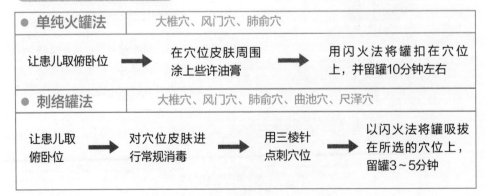

● 单纯火罐法	大椎穴、风门穴、肺俞穴	
让患儿取俯卧位 →	在穴位皮肤周围涂上些许油膏 →	用闪火法将罐扣在穴位上，并留罐10分钟左右

● 刺络罐法	大椎穴、风门穴、肺俞穴、曲池穴、尺泽穴		
让患儿取俯卧位 →	对穴位皮肤进行常规消毒 →	用三棱针点刺穴位 →	以闪火法将罐吸拔在所选的穴位上，留罐3~5分钟

图解常见病特效自疗一学就会

79 遗尿症

遗尿症又称"尿床"，指睡眠中不自主地排尿，轻者数夜一次，重者每晚遗尿数次，而且不容易叫醒，即使叫醒过来，也是迷迷糊糊。一般以5～15岁孩子较多见，但也有少数人一直到成年还继续遗尿。5岁以下儿童有遗尿，不属于病态。

● 治疗方法

● 现代医学治疗

可选用麻黄碱或去氨加压素等进行治疗。

● 中医治疗

（1）金锁固精丸15克，分2次服下。

（2）缩泉丸15克，分2次服下。

（3）恐惧，头痛心悸，体倦腰酸者：龙骨25～100克（先煎），牡蛎25～50克（先煎），白芍5～15克，桂枝7.5～15克。

（4）面色苍白、精神萎靡者：益智仁15～25克，茯神10～20克，白芍5～15克，萸肉7.5～15克。

推腹和摩腹

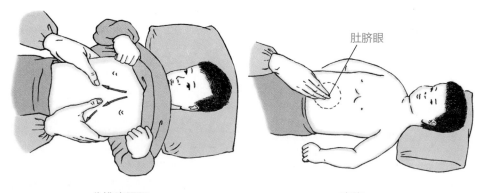

肚脐眼

分推腹阴阳

分推腹阴阳200次，可配合按揉丹田穴，以热为度。

摩腹

每日按图摩腹20分钟，可有效缓解小儿遗尿。

取穴推拿

1. 精确取穴

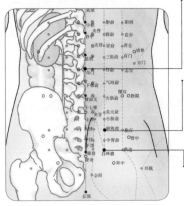

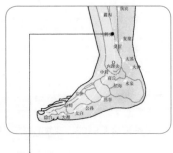

命门穴
位于人体腰部的后正中线上，肚脐的正后方，第2腰椎棘突下凹陷处。

膀胱俞穴
人体背后正中线旁开食指、中指两指横宽，即1.5寸，平第2骶后孔的位置。

白环俞穴
人体背后正中线旁开食指、中指两指横宽，即1.5寸，平第4骶后孔的位置。

三阴交穴
人体小腿内侧，足内踝上缘四指宽，即3寸，内踝尖正上方，胫骨内侧缘后方即是。

2. 推拿方法

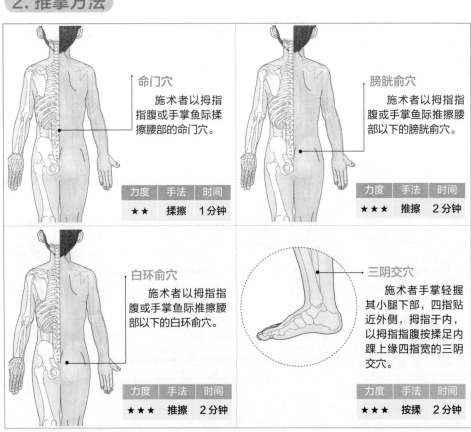

命门穴
施术者以拇指指腹或手掌鱼际揉擦腰部的命门穴。

力度	手法	时间
★★	揉擦	1分钟

膀胱俞穴
施术者以拇指指腹或手掌鱼际推擦腰部以下的膀胱俞穴。

力度	手法	时间
★★★	推擦	2分钟

白环俞穴
施术者以拇指指腹或手掌鱼际推擦腰部以下的白环俞穴。

力度	手法	时间
★★★	推擦	2分钟

三阴交穴
施术者手掌轻握其小腿下部，四指贴近外侧，拇指于内，以拇指指腹按揉足内踝上缘四指宽的三阴交穴。

力度	手法	时间
★★★	按揉	2分钟

● 拔罐选穴与治疗方法

1. 精确取穴

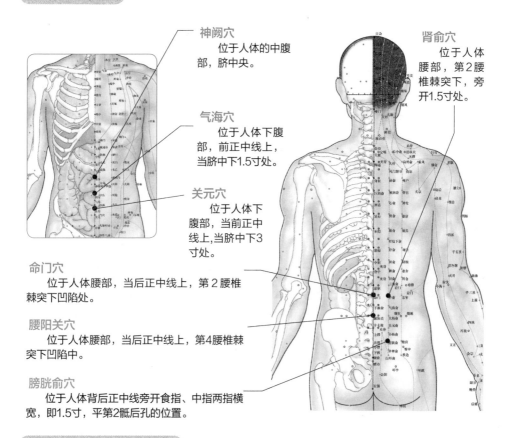

神阙穴
　　位于人体的中腹部，脐中央。

气海穴
　　位于人体下腹部，前正中线上，当脐中下1.5寸处。

关元穴
　　位于人体下腹部，当前正中线上，当脐中下3寸处。

肾俞穴
　　位于人体腰部，第2腰椎棘突下，旁开1.5寸处。

命门穴
　　位于人体腰部，当后正中线上，第2腰椎棘突下凹陷处。

腰阳关穴
　　位于人体腰部，当后正中线上，第4腰椎棘突下凹陷中。

膀胱俞穴
　　位于人体背后正中线旁开食指、中指两指横宽，即1.5寸，平第2骶后孔的位置。

2. 选穴及操作步骤

● 单纯火罐法	神阙穴		
让患儿取仰卧位 ➡	用闪火法将罐吸拔在神阙穴上，留罐3~5分钟		
● 出针罐法	①肾俞穴、膀胱俞穴、气海穴　②命门穴、腰阳关穴、关元穴		
每次治疗时，只选取1组穴位 ➡	对穴位皮肤进行常规消毒 ➡	用毫针刺入穴位，并捻转之，留针10分钟 ➡	出针后，用闪火法将罐吸拔在针刺部位上，留罐5~10分钟
● 艾灸罐法	①肾俞穴、膀胱俞穴、气海穴　②命门穴、腰阳关穴、关元穴		
每次治疗前，只选取1组穴位艾灸 ➡	艾灸完将罐吸拔在穴位上，留罐15分钟		

(80) 百日咳

百日咳，俗称"鸡咳""鸬鹚咳"，是一种儿童常见传染病，多为嗜血性百日咳杆菌引起急性呼吸道传染病，经由飞沫传染。临床上以阵发性痉挛性咳嗽、鸡鸣样吸气吼声为特征，病程可长达2～3个月，因此起名为"百日咳"。此病多发生于冬、春两季。

● 病症诊断

症状可分为三期。

（1）炎症期：初起现象为微热、咳嗽、流涕等，类似感冒，为期7天左右。

（2）痉咳期：咳嗽逐渐加重，且呈阵发性咳嗽，尤以夜间为多。发作时以短咳形式连续咳十余声至数十声，形成不断的呼气。咳毕有特殊的鸡鸣样回声。易引起呕吐。病程常延长到2～3个月。

（3）减退期：阵咳逐渐减轻，次数减少，趋向痊愈。为期2～3周。

● 治疗方法

● 现代医学治疗

首选红霉素每日20～40毫克/千克体重，分4次口服，或阿奇霉素每日5～10毫克/千克体重，口服或静脉滴注，每日1次。

● 中医治疗

（1）大蒜25克，加冷开水浸泡10小时后，用纱布过滤，取水加糖口服。

（2）鸡胆（其他禽胆也可以）1只，隔水蒸熟，加白糖调服。1岁每次1/4只；2岁每次半只；5岁每次1只。每日1次，连服4～5日。制剂百日咳片，每岁每次服1片，每日3次。或取猪、羊、牛胆烘干备用，每日服0.5～1克，酌加白糖，分3次服。连服4～5日。或用贯叶蓼50克，水煎服。

揉推中脘穴

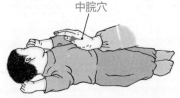

揉中脘：用指端或掌根按揉患儿中脘穴，称揉中脘穴。

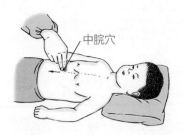

推中脘：自天突穴起沿胸部正中线直下推至中脘穴，称推中脘穴。

● 拔罐选穴与治疗方法

1. 精确取穴

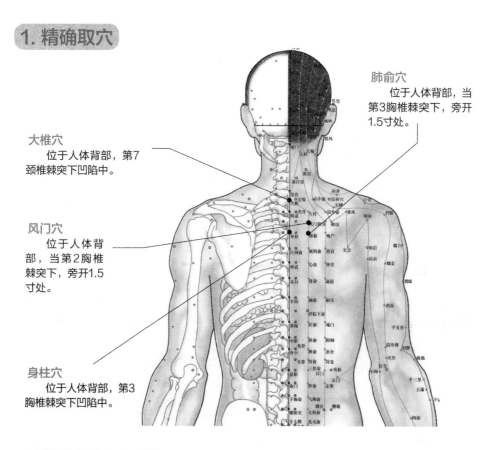

肺俞穴
　　位于人体背部，当第3胸椎棘突下，旁开1.5寸处。

大椎穴
　　位于人体背部，第7颈椎棘突下凹陷中。

风门穴
　　位于人体背部，当第2胸椎棘突下，旁开1.5寸处。

身柱穴
　　位于人体背部，第3胸椎棘突下凹陷中。

2. 选穴及操作步骤

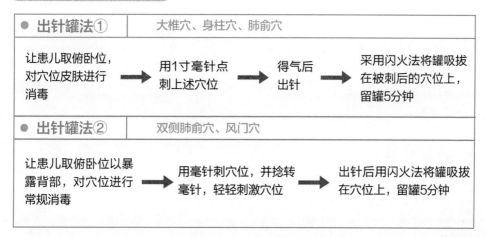

● **出针罐法①**	大椎穴、身柱穴、肺俞穴

让患儿取俯卧位，对穴位皮肤进行消毒　➡　用1寸毫针点刺上述穴位　➡　得气后出针　➡　采用闪火法将罐吸拔在被刺后的穴位上，留罐5分钟

● **出针罐法②**	双侧肺俞穴、风门穴

让患儿取俯卧位以暴露背部，对穴位进行常规消毒　➡　用毫针刺穴位，并捻转毫针，轻轻刺激穴位　➡　出针后用闪火法将罐吸拔在穴位上，留罐5分钟

本章看点

● 月经失调
  指月经周期、行经日期或者经量紊乱失调

● 痛经
  指行经期间，出现的人下腹部痉挛性疼痛、恶心、呕吐、
  全身不适的症状

● 盆腔炎
  指子宫、输卵管、卵巢等炎性病变

● 子宫脱垂
  指子宫从正常位置沿阴道下降的现象

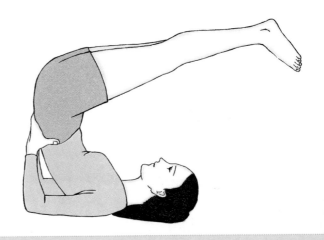

第八章
妇科疾病

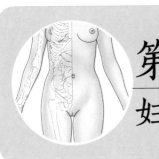

　　妇科疾病是女性常见病、多发病，但由于许多女性对妇科疾病缺乏常识性了解，也缺乏对身体的保健意识，加之各种不良生活习惯等，使健康状态每况愈下，导致一些疾病缠身，且久治不愈，给正常的生活、工作带来极大不便。但是只要选对药物，找到适合自己的治疗方法，女性也照样能活得舒心、美丽。

⑧1 月经失调

由于激素的作用，使子宫内膜发生周期性变化后，周期性的子宫出血，就成为月经。第一次月经称初潮，现代女性月经初潮平均在12.5岁，绝经年龄通常在45～55岁。月经失调是指由于心理或生理因素不正常所引起的月经周期超前或落后、行经日期的紊乱，或者经量过多或过少，可伴有腹痛。如果出现月经失调，应当及时治疗，不能忽视。

● 病症诊断

月经来潮是女性正常的生理现象，但是由于受到环境影响及其他疾病的影响，加上女性自身的健康状况，大多数女性会出现月经失调的现象。因此，在治疗时应了解病因，并进行妇科检查，针对病因进行针对性的治疗。

● 治疗方法

● 现代医学治疗

内分泌周期治疗：在月经的第5天开始，每晚服己烯雌酚1毫克，连服20天；最后5天，每天加黄体酮10毫克，肌内注射；在治疗完毕后3～5天月经来潮，可连续进行3个周期。必要时可用复方炔诺酮或复方甲地孕酮治疗，服法是在月经的第5天起，每晚服1片，共服20天。

月经量多者，可以在行经时，注射丙酸睾丸素25毫克，每日1次，连续2～3天。经量减少后可减为3天注射1针，1个月内总量不得超过250毫克。

子宫收缩剂：益母草流浸膏，每日3次，口服，每次3毫升。

止血药：仙鹤草素，肌内注射，每次5毫升。

● 中医治疗

（1）虚热：月经提前，经量较少，颜色淡，头晕，耳鸣，腰酸，舌红或苔光，脉细数，宜养阴清热。生地黄、熟地黄各25克，地骨皮20克，白芍、玄参、当归各15克，川芎5克，水煎服。

（2）虚寒：经期延后，经量少，颜色暗淡，怕冷，舌苔发白，脉沉迟，宜养血温经。益母草、熟地黄各25克，白芍、香附、当归各15克，川芎7.5克，艾叶5克，肉桂5克（后下），水煎服。

加减法：经量过少者，加淫羊藿15克，巴戟肉或仙茅15克，红花7.5克。

月经失调的自我调理

起居调经法

月经不调多因肝郁气滞、血热、气血虚寒、肾气亏虚所致。因此，患者应注意调畅情志，避免不良的精神刺激。平时应进行适当的体育锻炼，建立良好的生活习惯；经前应避免下冷水中工作。不要过度劳累，特别在经血过多时，还要卧床休息，保持充足睡眠，节制性生活。

心理调经法

中医认为，情志不畅是造成月经不调的主要因素，不少妇女的情绪随着月经周期而变化。因此，首先要疏肝理气，消除不良情志刺激的影响，调整心态。患者应多了解月经周期生理知识及经期卫生知识，消除紧张情绪和思想顾虑，保持心情舒畅。保持健康正常的心态，是治疗月经不调之根本。

饮食调经法

饮食应富于营养，多吃牛奶、鸡蛋、豆浆、猪肝之类食物，少吃生冷瓜果及辛辣刺激性食物。

鸵鸟式调经法

双腿内侧并拢，吸气，身体向前靠近双腿，双手抓住双脚脚踝，或是将手心放在脚心下，背部挺直，延伸颈部前侧，拉长整个背部。

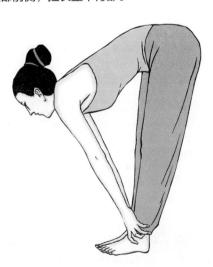

● 取穴推拿

1. 精确取穴

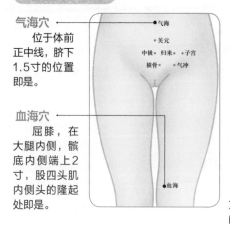

气海穴
位于体前正中线，脐下1.5寸的位置即是。

血海穴
屈膝，在大腿内侧，髌底内侧端上2寸，股四头肌内侧头的隆起处即是。

太溪穴
足内侧，内踝后方与脚跟骨筋腱之间的凹陷处即是。

公孙穴
足内侧第1跖骨基底部前下缘，第1趾关节后1寸处。

2. 推拿方法

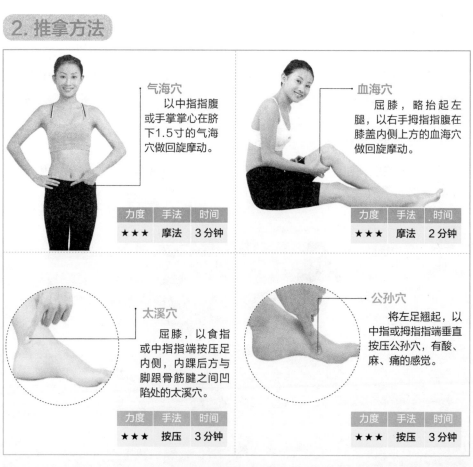

气海穴
以中指指腹或手掌掌心在脐下1.5寸的气海穴做回旋摩动。

力度	手法	时间
★★★	摩法	3分钟

血海穴
屈膝，略抬起左腿，以右手拇指指腹在膝盖内侧上方的血海穴做回旋摩动。

力度	手法	时间
★★★	摩法	2分钟

太溪穴
屈膝，以食指或中指指端按压足内侧，内踝后方与脚跟骨筋腱之间凹陷处的太溪穴。

力度	手法	时间
★★★	按压	3分钟

公孙穴
将左足翘起，以中指或拇指指端垂直按压公孙穴，有酸、麻、痛的感觉。

力度	手法	时间
★★★	按压	3分钟

图解常见病特效自疗一学就会

刮痧取穴

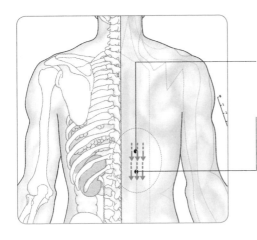

肝俞穴
　　背部，当第9胸椎棘突下，旁开
1.5寸。

脾俞穴
　　背部，当第11胸椎棘突下，旁开
1.5寸。

刮法	刺激程度	次数
面刮、垂直按揉	轻度	40

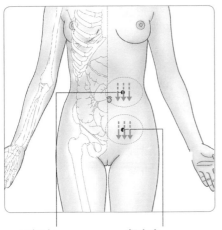

天枢穴
　　平脐中，距脐
中2寸处。

归来穴
　　下腹部，当脐
中下4寸，距前正中
线2寸。

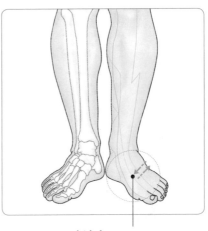

太冲穴
　　脚背部，第1、2跖骨结
合部之前凹陷处。

食疗保健

　　生地黄大米粥

　　生地黄45克，大米适量。将生地黄煎汤去渣取汁，大米煮成粥加入药汁及冰
糖适量，调匀服食。适用于血热型者（月经提前，色红量多，心烦口渴，大便干，
舌红苔黄，脉数）。

82 痛经

痛经是指经期前后或行经期间，出现的下腹部痉挛性疼痛、恶心、呕吐、全身不适的症状。痛经分为原发性痛经和继发性痛经两种。原发性痛经又称为功能性痛经，指生殖器官并没有明显的异常，而出现痛经的现象。继发性痛经则是生殖器官病变导致的痛经，如子宫内膜异位症、盆腔炎、盆腔肿瘤等。

● 治疗方法

● 现代医学治疗

止痛解痉剂：延胡索乙素片，每次2片，每日3次；优散痛，每日3次，每次1片；阿托品0.5毫克，肌内注射。

内分泌治疗：黄体酮10毫克，在月经前6天开始，每日注射1次，共5次，持续3个月。

己烯雌酚1毫克，月经第5天开始，每晚1次，口服，共20天。

● 中医治疗

益母草125克，酌加红糖，水煎服；生姜3片，红糖100克，水煎服；珍珠菜根25克，艾叶5克，水煎服；泽兰叶、苦楝子、香附、茺蔚子各15克，水煎服。

除了腹痛之外，痛经还会出现经行不畅、经血色发紫、有血块，及怕冷等症状，经常由气滞、血淤、寒凝等因素造成的，应以理气活血温中法为主进行治疗。

（1）香附、失笑散各20克，当归、玄胡索各15克，川芎、红花各7.5克，肉桂5克（后下）。

加减法：如腹胀，加莪术20克、乌药15克；呕吐，加姜半夏15克、干姜5克；大便溏薄，加木香7.5克、炮姜5克；怕冷，加吴茱萸7.5克、熟附子块5克。

（2）失笑散25克，肉桂5克，研成细末，分12包，在经前6天开始服，每日2次，每次1包，开水冲服。

● 其他注意事项

经过以上方法治疗后，仍未见效者，应做进一步检查。如为器质性病变引起者，应针对原发疾病进行治疗。

调经瑜伽

加强侧伸展式

吸气，将双腿分开，略宽于肩，双手掌心合十放在背后，指尖朝上；吸气，抬头向后伸展；呼气，让上身靠近右腿的前侧，放松上身和头部。

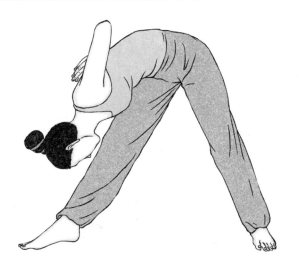

猫伸展式

让双膝关节和手心撑在地上，吸气，向上抬头，塌腰，臀部上提，手臂撑住，让胸部扩展；呼气，低头，下颌触碰锁骨，背部向上拱起，背部和髋关节向内收。

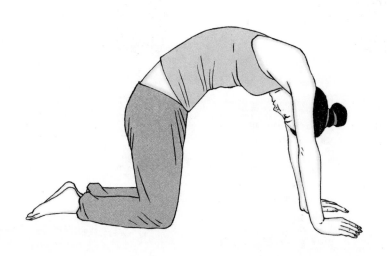

取穴推拿

1.精确取穴

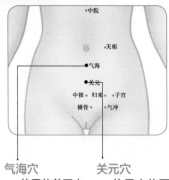

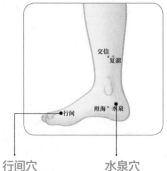

气海穴
　　位于体前正中线，脐下1.5寸的位置即是该穴。

关元穴
　　位于人体下腹部，前正中线上，当脐中下四指横宽，即3寸的位置。

行间穴
　　第1、第2趾间，趾蹼缘后方赤白肉分界处的凹陷中即是。

水泉穴
　　位于人体足内侧，内踝后下方，太溪穴直下1寸的凹陷处即是。

2. 推拿方法

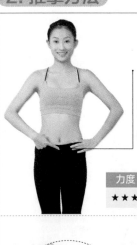

气海穴
　　以中指指腹或手掌掌心在脐下1.5寸的气海穴做回旋摩动。

力度	手法	时间
★★★	摩法	2分钟

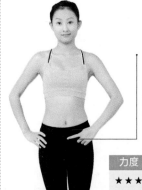

关元穴
　　以中指指腹或手掌掌心在脐中下3寸的关元穴做回旋摩动。

力度	手法	时间
★★★	摩法	2分钟

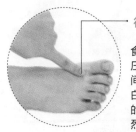

行间穴
　　屈膝翘脚，以食指或中指指腹按压脚部第1、第2趾间，趾蹼缘后方赤白肉分界处凹陷中的行间穴，有较强烈的痛感。

力度	手法	时间
★★★	按压	2分钟

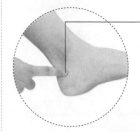

水泉穴
　　屈膝，以拇指或食指指腹点压足内侧、内踝后下方凹陷处的水泉穴。

力度	手法	时间
★★★	点压	2分钟

● 拔罐选穴与治疗方法

1. 精确取穴

次髎穴
位于骶部，当髂后上棘内下方，适对第2骶后孔处。

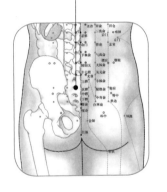

关元穴
位于下腹部，前正中线上，当脐中下3寸处。

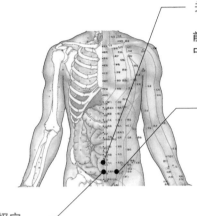

归来穴
位于人体的下腹部，当脐中下4寸，距前正中线2寸处。

中极穴
位于下腹部，前正中线上，当脐中下4寸处。

足三里穴
位于外膝眼下3寸，距胫骨前嵴1横指，当胫骨前肌上。

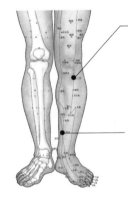

三阴交穴
位于小腿内侧，足内踝尖上3寸，胫骨内侧缘后方。

2. 选穴及操作步骤

● 单纯火罐法①	次髎穴、关元穴、归来穴、三阴交穴、足三里穴
治疗时间选在患者经期前2~3日 ➡	采用闪火法将火罐吸拔在上述穴位上，留罐15~20分钟

● 单纯火罐法②	中极穴
让患者取仰卧位，以充分暴露穴位 ➡ 用闪火法进行吸拔，使患者皮肤局部有抽紧感 ➡	如果在施治5分钟后疼痛并没有减轻，那么施治者可用手握住罐底上下提拉，注意提拉罐具时不可离开皮肤。提拉火罐时间以半分钟为宜，这样可以有效改善疼痛处的肌肉血流情况，以使疼痛得以缓解，最后留罐15分钟

233

㊳ 盆腔炎

盆腔炎是妇科常见病之一，它是指子宫、输卵管、卵巢、盆腔腹膜及盆腔结缔组织的炎性病变。盆腔炎可以在某一部分或几个部分同时发生，临床上往往难以区分，故统称为盆腔炎。盆腔炎可分为急性盆腔炎和慢性盆腔炎两种。

● 病症诊断

阴道分泌物增多；最近有分娩或流产病史；有怕冷、发热、头痛等症状；下腹部疼痛、有压痛及反跳痛；阴道检查发现子宫颈有触痛，子宫体有压痛，一侧或双侧附件增厚或有肿块，有压痛。

● 治疗方法

● 现代医学治疗

青霉素640~800万单位/日；克林霉素0.6~1.8克/日，环丙沙星0.2~0.4克/日，联合用药，每日2次；甲硝唑注射液0.2克/日，头孢曲松钠2克/日，联合使用，每日2次。

有脓肿形成者，经治疗后仍不消失，可考虑手术切开引流。

● 中医治疗

宜清热解毒，理气活血。连翘、金银花、红藤、败酱草各50克，延胡索、桃仁、薏苡仁各20克，牡丹皮、赤芍各15克，水煎服。

加减法：大便秘结者，可加生大黄15克；腹部有肿块者，可加莪术、三棱各20克，外敷金黄膏。

女性盆腔器官

女性盆腔器官包括卵巢、输卵管、子宫和膀胱。盆腔炎也是指这几个部位的炎性病变。

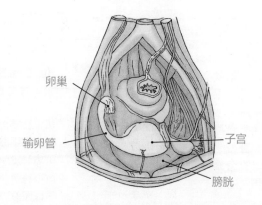

卵巢

输卵管

子宫

膀胱

刮痧取穴

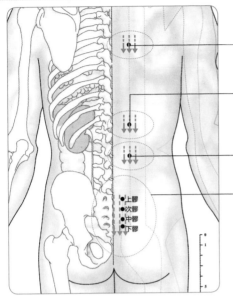

心俞穴
背部，当第5胸椎棘突下，旁开1.5寸。

脾俞穴
背部，当第11胸椎棘突下，旁开1.5寸。

肾俞穴
腰部，当第2腰椎棘突下，旁开1.5寸。

八髎穴
左右共8个穴位，分别在第1、2、3、4骶后孔中，合称"八髎穴"。

刮法	刺激程度	次数
面刮、平面按揉	轻度	40

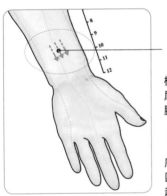

内关穴
前臂正中，腕横纹上2寸，在桡侧屈腕肌腱同掌长肌腱之间。

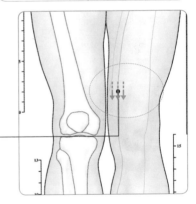

血海穴
大腿内侧，髌底内侧端上2寸，股四头肌内侧头的隆起处。

食疗保健

生地粳米粥

生地黄30克，粳米60克。生地黄切片，用清水煎煮2次，取汁100毫升。粳米加水熬粥，快熟时放入煎好的生地黄药汁，粥熟后即可食用。

败酱玫瑰饮

败酱草30克，佛手10克，玫瑰花10克。将以上材料用水煎服，每日1剂，连服6天。

1. 精确取穴

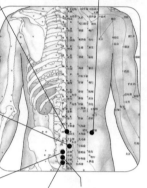

腰眼穴
又名"鬼眼"，位于腰部，当第4腰椎棘突下，旁开约3.5寸的凹陷中。

关元穴
位于下腹部，前正中线上，当脐中下3寸处。

腰阳关穴
位于腰部，当后正中线上，第4腰椎棘突下凹陷中。

上髎穴
位于骶部后正中线与髂后上棘间凹陷处，适对第1骶后孔，外与小肠俞穴相平。

次髎穴
位于骶部，髂后上棘内下方1寸许，适对第2骶后孔凹陷处，外与膀胱俞穴相平。

下髎穴
位于骶部，当中髎下内方，适对第4骶后孔处。

中髎穴
位于骶部，当次髎下内方，适对第3骶后孔处。

足三里穴
位于外膝眼下3寸，距胫骨前嵴1横指，当胫骨前肌上。

丰隆穴
位于小腿前外侧，外踝尖上8寸，胫骨前缘外2横指（中指）处。内与条口穴相平，当外膝眼（犊鼻穴）与外踝尖连线的中点。

曲骨穴
位于人体的下腹部，当前正中线上，耻骨联合上缘的中点处。

2. 选穴及操作步骤

● 温水罐法	肾俞穴、腰眼穴、腰阳关穴、八髎穴、关元穴、曲骨穴、气海穴、归来穴、三阴交穴、足三里穴

让患者取侧卧位并露出腰骶部 ➡ 选用内置半罐温水的中号玻璃罐 ➡ 用投火法迅速将罐吸拔在各穴上（一般都是先拔左侧再拔右侧）

➡ 罐拔后让患者身体改为俯卧位，留罐15分钟 ➡ 起罐后，也用上述方法吸拔腹部穴位并留罐15分钟

● 挑刺罐法	肾俞穴、腰眼穴、腰阳关穴、八髎穴、关元穴、曲骨穴、气海穴、归来穴、三阴交穴、足三里穴

让患者取一定适宜体位，并对穴位皮肤进行常规消毒（每次仅选2~4个穴位） ➡ 用三棱针先在所选穴位上挑刺至出血 ➡ 用闪火法将火罐吸拔在挑刺的穴位上 ➡ 在其他穴位上施以单纯火罐法，留罐10~15分钟

84 子宫脱垂

子宫脱垂是指子宫从正常位置沿阴道下降，宫颈外口达坐骨棘水平以下，甚至子宫全部脱出于阴道口以外的现象。子宫脱垂是一种常见的妇科病，俗称"落袋"或"阴挺"。

● 病症诊断

患者常感觉会阴处坠胀，有物脱出，劳累后病情加剧，并伴随腰酸、大便困难、小便失禁等症状。子宫脱垂严重者，子宫局部可能有感染或糜烂。

● 治疗方法

● 现代医学治疗

子宫托可以支持盆腔底组织，使子宫不致下垂。常用为喇叭花形子宫托，应由医院选配后，再进行使用，使用时要把子宫托放入阴道内。

手术疗法适用于Ⅱ、Ⅲ度子宫脱垂或久治无效者。

● 中医治疗

（1）补肾：金樱子100克，水煎服。

（2）调经：棉花根100～200克，水煎服。

（3）补气升提：枳壳25克，白术、黄芪、党参、当归各15克，陈皮、升麻各7.5克，甘草5克，柴胡5克，水煎服。中成药可选用补中益气丸，每日15克，分2次服。

子宫脱垂的程度

第Ⅰ度：子宫位置比正常稍低，子宫颈仍在阴道口之内。

第Ⅱ度：子宫颈及部分子宫体露于阴道口外。

第Ⅲ度：子宫颈及子宫体全部脱出于阴道口外。

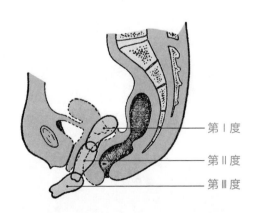

第Ⅰ度

第Ⅱ度

第Ⅲ度

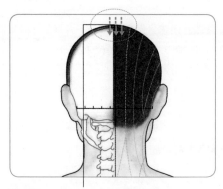

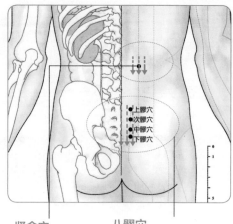

百会穴

　　头部，当前发际正中直上5寸或两耳尖连线中点处。

刮法	刺激程度	次数
面刮、平面按揉	轻度	40

肾俞穴

　　腰部，当第2腰椎棘突下，旁开1.5寸。

八髎穴

　　左右共8个穴位，分别在第1、2、3、4骶后孔中，合称"八髎穴"。

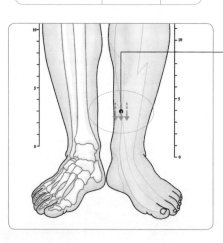

三阴交穴

　　小腿内侧，足内踝尖上3寸，胫骨内侧缘后方。

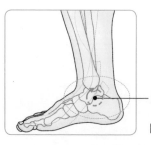

照海穴

　　内踝尖正下方凹陷处。

食疗保健

芡实山药粥

　　芡实粉、山药粉各20克，核桃粉30克，红枣10枚（去核），粳米100克，白糖适量。将准备好的材料（除白糖外）一同放入锅内，加入煮粥，快熟时加白糖调味食用。

拔罐选穴与治疗方法

1. 精确取穴

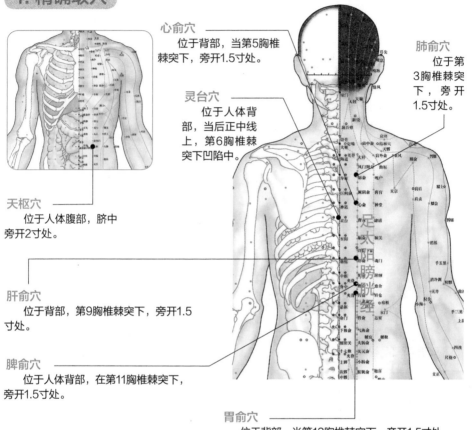

心俞穴
位于背部，当第5胸椎棘突下，旁开1.5寸处。

肺俞穴
位于第3胸椎棘突下，旁开1.5寸处。

灵台穴
位于人体背部，当后正中线上，第6胸椎棘突下凹陷中。

天枢穴
位于人体腹部，脐中旁开2寸处。

肝俞穴
位于背部，第9胸椎棘突下，旁开1.5寸处。

脾俞穴
位于人体背部，在第11胸椎棘突下，旁开1.5寸处。

胃俞穴
位于背部，当第12胸椎棘突下，旁开1.5寸处。

2. 选穴及操作步骤

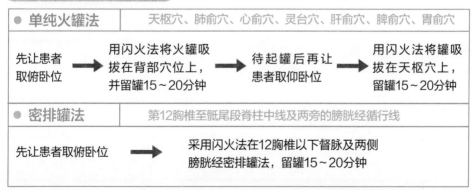

● 单纯火罐法	天枢穴、肺俞穴、心俞穴、灵台穴、肝俞穴、脾俞穴、胃俞穴

先让患者取俯卧位 ➡ 用闪火法将火罐吸拔在背部穴位上，并留罐15~20分钟 ➡ 待起罐后再让患者取仰卧位 ➡ 用闪火法将罐吸拔在天枢穴上，留罐15~20分钟

● 密排罐法	第12胸椎至骶尾段脊柱中线及两旁的膀胱经循行线

先让患者取俯卧位 ➡ 采用闪火法在12胸椎以下督脉及两侧膀胱经密排罐法，留罐15~20分钟

图书在版编目（CIP）数据

图解常见病特效自疗一学就会 / 刘红，于雅婷主编
. -- 南京：江苏凤凰科学技术出版社，2020.5
ISBN 978-7-5537-5369-0

Ⅰ．①图… Ⅱ．①刘… ②于… Ⅲ．①常见病 – 诊疗
– 图解 Ⅳ．① R4-64

中国版本图书馆 CIP 数据核字 (2019) 第 200296 号

图解常见病特效自疗一学就会

主　　　编	刘　红　于雅婷
责 任 编 辑	樊　明　陈　艺
责 任 校 对	杜秋宁
责 任 监 制	方　晨

出 版 发 行	江苏凤凰科学技术出版社
出版社地址	南京市湖南路 1 号 A 楼，邮编：210009
出版社网址	http://www.pspress.cn
印　　　刷	天津旭丰源印刷有限公司

开　　　本	718mm×1 000mm　　1/16
印　　　张	15
插　　　页	1
字　　　数	200 000
版　　　次	2020年5月第1版
印　　　次	2020年5月第1次印刷

标 准 书 号	ISBN 978-7-5537-5369-0
定　　　价	35.00元

图书如有印装质量问题，可随时向我社出版科调换。